浙派中医

# 丹溪先生金匮钩玄

浙派中医丛书·原著系列第一辑

明·戴思恭 校正

余凯 竹剑平 校注

全国百佳图书出版单位
中国中医药出版社
·北 京·

**图书在版编目（CIP）数据**

丹溪先生金匮钩玄 /（明）戴思恭校正；余凯，竹
剑平校注 . —北京：中国中医药出版社，2021.12
（浙派中医丛书）
ISBN 978-7-5132-7252-0

Ⅰ . ①丹…　Ⅱ . ①戴…　②余…　③竹…　Ⅲ . ①《金匮
要略方论》—研究　Ⅳ . ① R222.39

中国版本图书馆 CIP 数据核字（2021）第 209223 号

---

**中国中医药出版社出版**

北京经济技术开发区科创十三街 31 号院二区 8 号楼
邮政编码　100176
传真　010-64405721
山东润声印务有限公司印刷
各地新华书店经销

开本 710×1000　1/16　印张 8.75　字数 95 千字
2021 年 12 月第 1 版　2021 年 12 月第 1 次印刷
书号　ISBN 978 - 7 - 5132 - 7252 - 0

定价　39.00 元
网址　www.cptcm.com

**服 务 热 线　010-64405510**
**购 书 热 线　010-89535836**
**维 权 打 假　010-64405753**

微信服务号　zgzyycbs
微商城网址　https://kdt.im/LIdUGr
官 方 微 博　http://e.weibo.com/cptcm
天猫旗舰店网址　https://zgzyycbs.tmall.com

如有印装质量问题请与本社出版部联系（010-64405510）
版权专有　侵权必究

# 《浙派中医丛书》组织机构

## 指导委员会

**主 任 委 员** 张 平 曹启峰 谢国建 肖鲁伟 范永升
柴可群

**副主任委员** 蔡利辉 胡智明 黄飞华 王晓鸣

**委 员** 郑名友 陈良敏 程 林 赵桂芝 姜 洋

## 专 家 组

**组 长** 盛增秀 朱建平

**副组长** 肖鲁伟 范永升 连建伟 王晓鸣 刘时觉

**成 员**（以姓氏笔画为序）

王 英 朱德明 竹剑平 江凌圳 沈钦荣

陈永灿 郑 洪 胡 滨

## 项目办公室

**办公室** 浙江省中医药研究院中医文献信息研究所

**主 任** 江凌圳

**副主任** 庄爱文 李晓寅

# 《浙派中医丛书》编委会

# 总 序

浙江位居我国东南沿海，地灵人杰，人文荟萃，文化底蕴十分深厚，素有"文化之邦"的美誉。就拿中医中药来说，在其发展的历史长河中，历代名家辈出，著述琳琅满目，取得了极其辉煌的成就。

由于浙江省地域不同，中医传承脉络有异，从而形成了一批各具特色的医学流派，使中医学术呈现出百花齐放、百家争鸣的繁荣景象。其中丹溪学派、温补学派、钱塘医派、永嘉医派、绍派伤寒等最负盛名，影响遍及海内外。临床各科更是异彩纷呈，涌现出诸多颇具名望的专科流派，如宁波宋氏妇科和董氏儿科、湖州凌氏针灸、武康姚氏世医、桐乡陈木扇女科、萧山竹林寺女科、绍兴三六九伤科，等等，至今仍为当地百姓的健康保驾护航，厥功甚伟。

值得一提的是，古往今来，浙江省中医药界还出现了为数众多的知名品牌，如著名道地药材"浙八味"，名老药店"胡庆余堂"等，更是名驰遐迩，誉享全国。由是观之，这些宝贵的学术流派和中医药财富，很值得传承与弘扬。

有鉴于此，浙江省中医药学会为发扬光大浙江省中医药学术流派精华，凝练浙江中医药学术流派的区域特点和学术内涵，由对浙江中医药学术流派有深入研究的浙江中医药大学原校长范永升教授亲自领衔，凝心聚力，集思广益，最终打出了"浙派中医"这面能代表浙江省中医药特色、优势和成就的大旗。此举，得到了浙江省委省政府、浙江省卫生健康委员会和浙江省中医药管理局的热情鼓励和大力支持。《中共

浙江省委 浙江省人民政府 关于促进中医药传承创新发展的实施意见》中提出要"打造'浙派中医'文化品牌，实施'浙派中医'传承创新工程，深入开展中医药文化推进行动计划。加强中医药传统文献研究，编撰'浙派中医'系列丛书"。浙江省中医药学会先后在省内各地多次举办有关"浙派中医"的巡讲和培训等学术活动，气氛热烈，形势喜人。

浙江省中医药研究院中医文献信息研究所为贯彻习近平总书记关于中医药工作的重要论述精神和《中共浙江省委 浙江省人民政府 关于促进中医药传承创新发展的实施意见》，结合该所的专业特长，组织省内有关单位和人员，主动申报并承担了浙江省中医药科技计划《浙派中医》系列研究丛书编撰工程"，省中医药管理局将其列入中医药现代化专项。在课题实施过程中，项目组人员不辞辛劳，在广搜文献、深入调研的基础上，按《浙派中医丛书》编写计划，分原著系列、专题系列、品牌系列三大板块，殚心竭力地进行编撰。目前首批专著即将付梓，我感到非常欣慰。

我生在浙江，长在浙江，在浙江从事中医药事业已经五十余年，虽然年近九秩，但是继承发扬中医药的初心不改。我十分感谢为首批专著出版付出辛勤劳作的同志们。专著的陆续出版，必将为我省医学史的研究增添浓重一笔；必将会对我省乃至全国中医药学术流派的传承和创新起到促进作用。我更期望我省中医人努力奋斗，砥砺前行，将"浙派中医"的整理研究工作做得更好，把这张"金名片"擦得更亮，为建设浙江中医药强省做出更大的贡献。

葛琳仪

写于辛丑年孟春

注：葛琳仪，国医大师、浙江中医学院原院长

# 前　言

　　"浙派中医"是浙江省中医学术流派的概称，是浙江省中医药学术的一张熠熠生辉的"金名片"。近年来，在上级主管部门的支持下，浙江省中医界正在开展规模宏大的浙派中医的传承和弘扬工作，根据浙江省卫生健康委员会、浙江省文化和旅游厅、浙江省中医药管理局印发的《浙江省中医药文化推进行动计划》（2019—2025年）的通知精神，特别是主要任务中打造"浙派中医"文化品牌——编撰中医药文化丛书，梳理浙江中医药发展源流与脉络，整理医学文献古籍，出版浙江中医药文化、"浙派中医"历代文献精华、名医学术精华、流派世家研究精华、"浙产名药"博览等丛书，全面展现浙江中医药学术与文化成就。根据这一任务，2019年浙江省中医药研究院中医文献信息研究所策划了《浙派中医丛书》（原著、专题、品牌系列）编撰工程，总体计划出书60种，得到浙江省中医药现代化专项的支持，立项（项目编号2020ZX002）启动。

　　《浙派中医丛书》原著系列指对"浙派中医"历代文献精华，特别是重要的代表性古籍，按照中华中医药学会2012年版《中医古籍整理规范》进行整理研究，包括作者和成书考证、版本调研、原文标点、注释、校勘、学术思想研究等，形成传世、通行点校本，陆续出版，尤其是对从未整理过的善本、孤本进行影印出版，以期进一步整理研究；专题系列指对"浙派中医"的学派、医派、中医专科流派等进行系统地介绍，深入挖掘其临床经验和学术思想，切实地做好文献为临床服务；品牌系列指将名医杨继洲、朱丹溪，名店胡庆余堂，名药浙八味等在浙江地域甚至国内外享有较高知名度的人、物进行整理研究编纂成书，突出文化内涵和打造文化品牌。

《浙派中医丛书》从 2020 年启动以来，得到了浙江省人民政府、浙江省卫生健康委员会、浙江省中医药管理局的大力支持，得到了浙江省内和国内对浙派中医有长期研究的文献整理研究人员的积极参与，涉及单位逾十家，作者上百位，大家有一个共同的心愿，就是要把"浙派中医"这张"金名片"擦得更亮，进一步提高浙江中医药大省在海内外的知名度和影响力。

2020 年，我们经历了新冠肺炎疫情，版本调研多次受阻，线下会议多次受到影响，专家意见反复碰撞，尽管任务艰巨，但我们始终满怀信心，在反复沟通中摸索，在不断摸索中积累，原著系列第一辑陆续出版，为今后专题系列、品牌系列书籍的陆续问世开了一个好头。

科学有险阻，苦战能过关。只要我们艰苦奋斗，协作攻关，《浙派中医丛书》的编撰工程，一定能胜利完成，殷切期望读者多提宝贵意见和建议，使我们将这项功在当代，利在千秋的大事做得更强更好。

《浙派中医丛书》编委会

2021 年 4 月

# 校注说明

戴思恭,字原礼,号肃斋,浙江婺州浦江(今浙江省诸暨市马剑镇)人,生于元泰定元年(1324),卒于明永乐三年(1405),是元末明初著名医学家。戴氏幼年习儒,尤嗜读医书。少年时随父至义乌,从学于朱丹溪,丹溪见其颖悟倍常,器重其才,尽以医术授之。当时丹溪弟子众多,惟戴原礼能独得其秘,后世称戴氏为"震亨高弟"。戴氏既得丹溪所传,医术日精,享誉江浙一带。《丹溪先生金匮钩玄》是戴氏师从朱丹溪的"跟师笔记",乃戴氏将朱丹溪临床经验总结、分析和发挥后"编撰"而成,并附己意,因而此书是丹溪学派的重要著作。

《丹溪先生金匮钩玄》目前国内所见版本有:明成化二十一年(1485)山阳沈纯刻本、明万历二十九年(1601)《古今医统正脉全书》本、清光绪十七年(1891)《周氏医学丛书本》本、清光绪二十年甲午(1894)刻本、清光绪庚子(1900)《丹溪全书》本、清文奎堂丹溪心法附余六种刻本、1931年上海中医书局石印本等。

本次整理以明成化二十一年(1485)山阳沈纯刻本为底本,以明万历二十九年《古今医统正脉全书》本(简称正脉本)为主校本,清光绪十七年《周氏医学丛书本》本(简称周氏本)、清光绪庚子《丹溪全书》本(简称庚子本)为参校本,以《格致余论》《丹溪心法》《玉机微义》《薛氏医案·平治荟萃》《丹溪治法心要》《三消论》为他校本。

按照中华中医药学会 2012 年发布的《中医古籍整理规范》要求，现将校注原则说明如下。

1. 校勘采取"四校"（对校、本校、他校、理校）综合运用的方法，一般以对校、他校为主，辅以本校，理校则慎用之。

2. 底本与校本文字不一，若显系底本错讹而校本正确者，则据校本改正或增删底本原文，并出校记；如属校本有误而底本不误者，则不校注；若难以肯定何者为是，但以校本文义较胜而有一定参考价值，或两者文字均有可取需要并存者，则出校记，说明互异之处，但不改动底本原文。

3. 对难读难认的字，注明读音，一般采取拼音和直音相结合的方法标明之，即拼音加同音汉字；有些字无浅显的同音汉字，则只标拼音。

4. 对费解的字和词、成语、典故等，予以训释，用浅显的文句，解释其含义，力求简洁明了，避免烦琐考据。

5. 凡原书中异体字、俗写字、古字，予以径改，不出注。通假字，保留原字，并于首见处出注说明。

6. 底本文字引用他书论述，每有剪裁省略，对于不失原义者，不做改动；对引文与原义有悖者，则予以校勘并说明。引用《灵枢》《素问》等篇名时，加用书名号；书名与篇名同时引用时，用书名号，书名与篇名间用"·"隔开，其中泛言"经云""经谓"时，则不加书名号。

7. 全书进行现代的标点，以利阅读。

8. 原书为繁体字竖排版，现改为简体字横排版，凡指方位的"右""左"均径改为"上""下"。

9. 卷前原有"丹溪先生金匮钩玄"，此次整理，均予删除。

限于我们的水平，书中存在的缺点和错误，敬请同道指正。

校注者

2021 年 6 月

# 序

历代医师莫不有书以传于世，其原出于轩岐之《灵》《素》，去古既远，鲜能究其宗旨，以故天下之人，有可治之病，无可知之药，而医学由之一晦，迨①至有元金华朱彦修先生出焉。先生因母久病，刻志与医，一旦浩然有得，阐明医学，其所著述如《丹溪心法》《格致余论》《丹溪语录》之类，篇目浩瀚，而《金匮钩玄》一书，则撮其精要者也。夷考先生之学，本之轩岐以启其关，参之和扁以辟其途，终之王李以会其归。凡视症、察脉、处方、制剂，纵横应变，洞中矩矱②，篇末数论，究极精妙，灼有所见，又能发前人未发之蕴。自是天下之人有不可治之病，无不可知之药，而医学赖以明矣。大抵学医而不得亲受乎，良医之口传必当穷究。夫先医之宗旨受口传者，譬③则吾道之见知；究宗旨者，譬则吾道之闻知也。闻见虽异，人道则同，业医而有一，于是焉其能起死回生也，必矣。

时成化甲辰，保郡亢旱④，疫疠间作。予于公暇，考阅方书，欲惠斯民，偶得此编，见其会萃，折衷不泥，陈迹鉴鉴，可施于治，而屡试屡效，若非闻见之熟而得先医之宗旨，安能臻其精妙如此哉？用是⑤

---

① 迨（dài 代）：等到。

② 矩矱（huò 获）：本指画直角或方形的曲尺，比喻规矩法度。

③ 譬（pì 辟）：比喻。

④ 亢旱：长久不下雨，干旱情形严重。

⑤ 用是：因此。

捐俸绣梓<sup>①</sup>以传，俾<sup>②</sup>有识者见之，因病以考方，因方以制剂，不必亲受彦修之口传，而自有以起沉疴之疾也。噫！安得<sup>③</sup>比屋<sup>④</sup>各授以一编，而人人熟究其妙理，四海八荒，举无夭阏<sup>⑤</sup>之患，予之所愿也，是为序。

成化乙巳岁秋七月既望<sup>⑥</sup>赐进士第中宪大夫直隶保定府知府
山阳<sup>⑦</sup>沈纯<sup>⑧</sup>序

① 绣梓（zǐ 紫）：精美的刻版印刷。古代书版以梓木为上，故称。
② 俾（bǐ 比）：使。
③ 安得：怎样才能求得。
④ 比屋：家家户户。常用以形容众多、普遍。
⑤ 夭阏（è 饿）：指夭亡；夭折。《庄子·逍遥游》云："而后乃今培风，背负青天，而莫之夭阏者。"
⑥ 既望：农历十五日为望，十六日为既望。
⑦ 山阳：现陕西省商洛市。
⑧ 沈纯：明成化年间人，官至保定府知府、布政使等。

# 目　录

## 卷第一

## 卷第二

## 卷第三

# 附 录

# 卷第一

## 中风

大率主血虚有痰，以治痰为先。或虚挟火与湿，亦有死血留滞者，外中于风者，亦有中气者，当从痰治，顺气化痰。若口开手撒，眼合遗尿，吐沫直视，喉如鼾睡，肉脱筋痛者，皆不治。

半身不遂，大率多痰。在左属死血、无①血；在右属痰、有热、气虚。

在左者②，四物汤等加桃仁、红花、竹沥、姜汁；在右者，二陈汤、四君子等加竹沥、姜汁。痰壅盛者，口眼喎斜者，不能言者，皆当吐。

吐法：轻用瓜蒂、虾③汁、皂角，重用藜芦半钱或三分，加麝香，灌入鼻内或口内，吐痰出。一吐不已，再吐之。亦有虚而不可吐者。

气虚卒倒，参、芪补之。气虚有痰，浓参汤合竹沥、姜汁。

---

① 无：《丹溪心法·中风》作"瘀"，义长。
② 在左者：正脉本此前有"病若"二字。
③ 虾：原作"鲜"，据正脉本改。

血虚，宜四物汤，俱用姜汁炒，恐泥痰，再加竹沥、姜汁入内服；能食者，去竹沥，加荆沥。又法：以猪牙皂角、白矾等分为末，姜汤调下，名稀涎散。血虚者，四物汤补之。挟痰者，亦用姜汁、竹沥。

《脉诀》内言，诸不治证见，则不可治。筋枯者不治。举动则筋痛者，是筋枯，以其无血滋润故也。

治痰：气实能食，用荆沥；气虚少食，用竹沥。此二味用开经络，行血气。入四物汤中，必用姜汁助之。

肥白人多湿，少用附子、乌头行经。

初昏倒，急掐人中至醒，然后用去痰药，二陈汤、四物、四君子等汤加减用。

# 六郁

戴云：郁者，结聚而不得发越也。当升者不得升，当降者不得降，当变化者不得变化也。此为传化失常，六郁之病见矣。气郁者，胸胁痛，脉沉涩；湿郁者，周身走痛，或关节痛，遇阴寒则发，脉沉细；痰郁者，动则即喘，寸口脉沉滑；热郁者，瞀闷，小便赤，脉沉数；血郁者，四肢无力，能食，便红，脉沉；食郁者，嗳酸，腹饱不能食，人迎脉平和，气口脉紧盛者是也。

气血中和，万病不生；一有怫郁，诸病生焉。

气郁：香附子、苍术、川芎。

湿：苍术、川芎、白芷。

痰：海石、香附、南星、瓜蒌。

热：青黛、香附、苍术、川芎、栀子。

血：桃仁、红花、青黛、川芎、香附。

食：苍术、香附、针砂醋炒、山楂、神曲炒。春加芎，夏加苦参，秋冬加吴萸。

**越鞠丸** 解诸郁。又名芎术丸。

苍术　香附　抚芎　神曲　栀子

等分为末，水丸如绿豆大。

凡郁，皆在中焦，以苍术、抚芎开提其气以升之。假如食在气上，提其气则食自降。余皆仿此。

# 癫

大风病，是受得天地间杀物之气，古人谓之疠风者，以其酷烈暴悍可畏耳。人得之者，须分在上、在下。夫在上者，以醉仙散取涎血[1]于齿缝中出；在下者，以通天散[2]取恶物陈虫于谷道中出。取[3]出虽有道路之异，然皆不外乎阳明一经。治此证者，须知此意。看其疙瘩与疮，上先见者、上体多者，在上也；下先见者、下体多者，在下也；上下同得者，在上复在下也。阳明胃经与大肠，无物不受，此风之入人也。气受之则在上多，血受之

---

[1] 涎血：《丹溪心法·疠风》作"臭涎恶血"。

[2] 通天散：《丹溪心法·疠风》作"通天再造散"。

[3] 取：《丹溪心法·疠风》作"所"。

则在下多，血气俱受之者，上下俱多也。自非医者神手，病者铁心，罕有免此。夫从上、从下以渐而来者，皆可治。人见其病势之缓，多忽之。虽按法施治，病已痊可，若不能忌口、绝色，皆不免再发，发则终于不能救也。余曾治五人，中间唯一妇人不再发，以其贫甚而且寡，无物可吃也，余四人，三四年后皆再发。孙真人云：吾尝治四五十人，终无一人免于死。非真人不能治，盖无一人能守禁忌耳。此妇人本病药外，又是百余帖加减四物汤，半年之上，方得经行，十分安愈。

治法：在上者，醉仙散；在下者，通天再造散。后用通神散，及三棱针于委中出血。但不能忌口、绝房者，不治之也。

### 醉仙散

胡麻仁　牛蒡子　蔓荆子　枸杞子各半两。为粗末，同炒紫①色
白蒺藜　苦参　瓜蒌仁②　防风各半两

上八味，为细末，每一两半，入轻粉二钱，拌匀。大人一钱，空心，日午、临睡各一服，淡茶调下。五七日间，必于齿缝中出臭涎水，浑身觉痛，昏闷如醉，利下恶臭屎为度。量大小虚实加减与之。证候重而急者，须以再造散下之，候补养得还，复与此药吃。须断盐、酱、醋、诸般鱼肉、椒料、果子、烧炙等物，止可淡粥，及淡煮熟时菜食之，茄尚不可食，惟有乌梢蛇、菜花蛇，可以淡酒煮熟食之，以助药力。

### 再造散

郁金半两，生用　大黄三③两，炮　皂角刺一两，黑者，大者　白

---

① 紫：《丹溪心法·疠风》作"黑"。
② 仁：正脉本、《丹溪心法·疠风》均作"根"。
③ 三：正脉本作"一"。

牵牛头末六钱，半炒半生用之

上为末，五钱，临夜冷酒调下，以净桶伺候泄出虫。如虫口黑色，乃是多年；虫口如赤色，是近者。三数<sup>①</sup>日又进一服，直候无虫，即绝根也。

# 寒

主乎温散。有卒中天地之寒气，有口伤生冷之物。

戴云：此伤寒，谓身受肃杀之气，口食冰水、瓜果、冷物之类。病者必脉沉细，手足冷，息微身倦，虽身热亦不渴，倦言语。或遇热病，误用此法，轻者至重，重者至死。凡脉数者，或饮水者，或烦躁动摇者，皆是热病。寒热二证，若水火也，不可得而同治，误即杀<sup>②</sup>人，学人慎之。

# 伤寒

伤寒，必须身犯寒气、口食寒物者，从补中益气汤中加发散药。属内伤者，十居八九。其法：邪之所凑，其气必虚，只用补中益气汤中，从所见之证出入加减。气虚热甚者，少用附子，以

---

① 数：《丹溪心法·疬风》作"四"。
② 杀：原作"后"，据正脉本改。

行参、芪之剂。如果气虚者，方可用此法。已上伤寒治法，可用于南方，不宜北。


## 暑


戴云：暑，乃夏月炎暑也。盛热之气著人也，有冒、有伤、有中，三者有轻重之分，虚实之辨。或腹痛水泻者，胃与大肠受之；恶心者，胃口有痰饮也。此二者，冒暑也，可用黄连香薷饮。盖黄连退暑热，香薷消蓄水。或身热头疼，躁乱不宁者，或身如针刺者，此为热伤在分肉也，当以解毒汤[①]：白虎汤加柴胡，如气[②]虚者，加人参。或咳嗽，发寒热，盗汗出不止，脉数者，热在肺经，用清肺汤、柴胡天水散之类，急治则可，迟则不可治矣，或[③]火乘金也，此为中暑。凡治病须要明白辨别，慎勿浑[④]同施治。春秋间亦或有之，切莫执一，随病处方为妙。

黄连香薷饮，挟痰加半夏，气虚加人参、黄芪，或清暑益气汤加减用之。

丹溪先生金匮钩玄

6

---

① 汤：原脱，据《丹溪心法·中暑》补。
② 如气：原作"气如"，据《丹溪心法·中暑》乙正。
③ 或：《丹溪心法·中暑》作"成"。
④ 浑：原作"滚"，据庚子本改。

# 注夏

属阴虚，元气不足。

戴云：秋初夏末，头痛脚软，食少体热者是也。补中益气汤去柴胡、升麻，加炒黄柏。挟痰止用南星、半夏、陈皮之类，或生脉①散出《千金方》。

# 暑风

戴云：暑风者，夏月卒倒，不省人事者是也。有因火者，有因痰者。火，君相二火也；暑，天地二火也。内外合而炎烁，所以卒倒也。痰者，人身之痰饮也。因暑气入而鼓激痰饮，塞碍心之窍道，则手足不知动蹑而卒倒也。此二者皆可吐。《内经》曰：火郁则发之。挟火、挟痰实者，可用吐法。吐即发散也，量其虚实而吐之。吐醒后，可用清剂调治之。

---

① 暑戴云……生脉：此283字原脱，据正脉本补。

# 湿

戴云：湿有自外入者，有自内出者，必审其方土之致病源。东南地下，多阴雨地湿，凡受必从外入，多自下起，以重腿脚气者多，治当汗散，久者宜疏通渗泄。西北地高，人多食生冷湿面，或饮酒后，寒气怫郁，湿不能越，作①腹皮胀痛，甚则水臌胀满，或通身浮肿如泥，按之不起，此皆自内而出也。辨其元气多少而通利其②二便，责其根在内也。此方土内外，亦互相有之，但多少不同，须对证施治，不可执一。

《本草》：苍术治湿，上下俱可用。

二陈汤加酒芩、羌活、苍术，散风之药，行湿最妙。

# 内伤

内伤病退后，燥渴不解者，有余热在肺家，可用参、芩、甘草、少许姜汁，冷服，或茶匙挑姜汁与之。虚者可用人参汤。世之病此者为多，但有挟痰者，有挟外邪者，有热郁于内而发者，皆以补元气为主，看其所挟之病而兼用药。

---

① 作：《丹溪心法·中湿》作"致"。
② 其：原作"甚"，据《丹溪心法·中湿》改。

# 火

有可发者二：风寒外来者可发，郁者可发。阴虚火动难治。火郁当发，看何经。轻者可降，重则从其性升之。实火可泻，小便降火极速。

凡气有余便是火。火禀其重者，必缓之，牛甘草兼泻兼缓，人参、白术亦①可。人壮气实、火盛颠狂者，可用正②治，或硝③水④冰水饮之。人虚，火盛狂者，可用生姜汤与之，若投以冰水正治，立死。有补阴即火自降者，炒黄柏、地黄之类。

山栀子仁大能降火，从小便泄去。其性能屈曲下行降火，人所不知。

凡火盛者，不可骤用凉药，必用温散。

又方：**左金丸** 治肝火。

黄连六两 茱萸一两或半两

水为丸，白汤下五十丸。

---

① 亦：原作"赤"，据《丹溪心法·火》改。

② 正：原作"酒"，据正脉本改。

③ 硝：《丹溪心法·火》此下有"黄"字。

④ 水：正脉本无此字。

# 伤风

戴云：新咳嗽，鼻塞声重者是也。属肺者多，散宜辛温，或辛凉之剂。

# 发斑

属风热。

戴云：斑，有色点而无头粒者是。如有头粒者，即疹也。风热挟痰而作，自里而发于外，通圣散消息，当以微汗以<sup>①</sup>散之。下之，非理也。

内伤斑者，胃气极虚，一身火游行于外所致。宜补以降之。发斑似伤寒者，痰热之病发于外，微汗以散之。下之，非理也。

---

① 以：正脉本作"而"。

## 疹

戴云：疹，浮小有头粒者是。随出即收，收则又出者是也。非若斑之无头粒也，当明辨之。

属热与痰在肺，清肺火降痰，或解散出汗，亦有可下者。

## 温病

众人病一般者是也，又谓之天行时疫。有三法：宜补、宜降、宜散。

又方：

大黄　黄芩　黄连　人参　桔梗　防风　苍术　滑石　香附
人中黄

上为末，神曲为丸，每服[①]五七十丸。分气、血、痰作汤使：气虚，四君子汤；血虚，四物汤；痰多，二陈汤送下。如热甚者，可用童子小便送下。

大头天行病，东垣有方：

羌活　酒芩　大黄酒蒸

---

① 每服：原脱，据正脉本补。

冬温为病，非其时而有其气者。冬时君子当闭藏，而反发泄于外。专用补药带表[①]。

又方：以竹筒两头留节，中作一窍，纳甘草于中，仍以竹木钉闭窍，于大粪缸中浸一月，取出晒干，治[②]疫毒。

## 疟

有风、有暑、有食、老疟、疟母、痰病。

老疟病，此系风暑入阴分，在脏。用血药：川芎、抚芎、红花、当归，加苍术、白术、白芷、黄柏、甘草。煎，露一宿，次早服之。无汗要有汗，散邪为主，带补；有汗要无汗，正气为主，带散。有疟母者，用丸药消导，醋煮鳖甲为君，三棱、蓬术、香附随证加减。

三日一发者，受病一年；间[③]发者，受病半年；一日一发者，受病一月；连二日发者，住一日者，气血俱受病。一日间一日者，补药带表药，后用疟丹截之。在阴分者，用药彻起，在阳分方可截[④]。

又方[⑤]

草果　知母　槟榔　乌梅　常山　甘草炙　穿山甲炮

----

① 表：《丹溪心法·瘟疫》此下有"药"字。
② 治：正脉本前有"专"字。
③ 间：《丹溪心法·疟》此下有"日一"二字。
④ 截：正脉本后有"之"字。
⑤ 又方：《丹溪心法·疟》作"截疟常山饮"。

用水酒一大碗，煎至半碗，露一宿。临发日前二时温服，如吐，则顺之。

## 截疟青蒿丸

青蒿一两　冬青①叶二两　马鞭草二两　官桂二两

上三叶②，皆晒干，秤，为末，法丸如胡椒子大。每两作四服，于当发前一时服尽。

大法：暑风必当发汗。夏月多在风凉处歇，遂闭其汗而不泄。因食者，从食上治。

疟而虚者，须先用参、术一二帖，托住其气，不使下陷，后用他药。治内伤挟外邪者同法③，内必主痰，必④以汗解，二陈汤加常山、柴胡、黄芩、草果。

疟而甚者，发寒热，头痛如破，渴而饮水，自汗，可与参、芪、术、芩、连、栀子、川芎、苍术、半夏等治。

久病疟，二陈汤加川芎、苍术、柴胡、葛根、白术，一补一发。

# 咳嗽

风寒、火主降火、劳、肺胀、火郁、痰主降痰。

---

① 青：《丹溪心法·疟》作"瓜"。
② 叶：周氏本作"药"。
③ 法：《丹溪心法·疟》作"发"。
④ 必：《丹溪心法·疟》作"外"。

戴云：风寒者，鼻塞声重，恶寒者是也；火者，有声痰少，面赤者是也；劳者，盗汗出，兼痰者，多作寒热；肺胀者，动则喘满，气急息重；痰者，嗽动便有痰声，痰出嗽止。五者大概耳，亦当明其是否也。

风寒，行痰，开腠理，二陈汤加麻黄、杏仁、桔梗。

火，降火、清金、化痰。

劳，四物汤中加竹沥、姜汁，必以补阴为主。

肺胀而嗽者，用诃子、青黛、杏仁。诃子能治肺气，因火伤极，遂成郁遏胀满，取其味酸苦，有收敛降火之功。佐以海蛤粉、香附、瓜蒌、青黛、半夏曲。

食积，痰作嗽，发热者，半夏、南星为君，瓜蒌、萝卜子为臣，青黛、石碱为使。

火郁嗽者，诃子、海石、瓜蒌、青黛、半夏、香附。咳嗽声嘶者，此血虚受热也，用青黛、蛤粉，蜜调服。久嗽，风入肺，用鹅管石、雄黄、郁金、款冬花，碾末，和艾中，以生姜一片，留舌上灸之，以烟入喉中为度。干咳嗽者，难治。此系火郁之证，乃痰郁火邪，在中用苦梗以开之，下用补阴降火。不已则成劳，倒仓①好。此证不得愈②者有之。嗽而胁痛，宜疏肝气，用青皮等。方在后，二陈汤内加南星、香附、青黛、姜汁。

治嗽药，大概多用生姜者，以其辛散也。上半日嗽多者，属胃中有火，贝母、石膏能降胃火；午后嗽多者，此属阴虚，必用四物汤加知母、黄柏，先降其火；五更嗽多者，此胃中有食积，

---

① 仓：《丹溪心法·咳嗽》此下有"法"字。
② 愈：正脉本、《丹溪心法·咳嗽》作"志"。

至此时候①流入肺金，知母、地骨皮降肺火。火气浮于肺者，不宜用凉药，用五味、五倍敛而降之。有痰因火逆上者，先治火，后治其痰②。

肺虚甚者，用参膏，此好色肾虚有之，以生姜、陈皮佐之。大概有痰者，可加痰药治之。治嗽多用粟壳，不必疑，但要先去③病根，此乃收后之药也。师云：阴分嗽者，多属阴虚治之④。

有⑤嗽而肺胀、壅遏不得眠者，难治。

## 治嗽烟筒

佛耳草　　款冬花　　鹅管石

上为末，用纸卷，烧其烟熏之；或白汤调亦得。

治嗽有痰，天突、肺俞二穴灸。治嗽，泄火热，大泻肺气，三椎骨下横过各一寸半是穴。

嗽：春是春升之气，用清药，二陈加薄、荆之类；夏是火炎上，最重，用⑥芩、连；秋是湿热伤肺；冬是风寒外来，用药发散之后，以半夏必逐去痰，庶不再来。

### 又方：治嗽劫药

五味子半两　　五倍子一钱　　甘草二钱半　　风化硝一钱

为末，以蜜为丸，嚼化之。

---

① 候：《丹溪心法·咳嗽》作"火气"。
② 痰：正脉本此字后有"之"字。
③ 去：正脉本作"云"。
④ 之：正脉本此字后有"之"字。
⑤ 有：周氏本作"久"。
⑥ 用：原脱，据《丹溪心法·咳嗽》补。

# 痰

脉浮当吐。

凡治痰，用利药过多，致脾气下虚，则痰反易生多。

湿痰用苍术；老痰，海石、半夏、瓜蒌子、香附、五倍子；热痰用青黛、黄连；食积痰，神曲、麦蘖、山楂子。

痰在肠胃间者，可下而愈。痰在经络中者，非吐不可出，吐法中就有发散之义也。膈上之痰，必用吐之，泻亦不能去也。气实痰热，结在上者则吐。吐难得出，或成块，或吐咯不出，气滞兼郁者，此则难治矣。胶固者，必用吐之。

吐法：兼用牙茶、齑水、姜汁、醋少许，瓜蒌散少许，加防风、桔梗，皆升动其气，便吐也。

吐法：用附子尖、桔梗芦、人参芦、瓜蒂、砒不甚用、藜芦、艾叶、末茶。

上药，此皆自吐，不用手探。但药但汤皆可吐。

吐法：先以布搭膊勒腰，于不通风处行此法。萝卜子半升，擂，和以浆水一碗，滤去①渣，入少油与蜜，旋至半温服，后以鹅翎探吐。凡用鹅翎，须以桐油浸，却以皂角水洗去肥，晒干用之。

又法：用虾带壳半斤，入酱、葱、姜等料物煮汁。先吃虾，

---

① 去：原作"云"，据正脉本改。

后饮汁，以翎勾引吐，必须紧勒肚腹。

二陈汤：一身之痰都能管，如在下加下引药，如在上加上引药。

凡人身上、中、下有块者，多是痰也。问其平日好食何物，吐下后用药。

许学士用苍术治痰饮成窠囊一边，行极效。痰挟瘀血，遂成窠囊。

痰之清者属寒，用二陈汤之类。内伤挟痰，必用人参、黄芪、白术之属，多用姜汁传送，或用半夏之属。虚甚者，宜加竹沥。痰热者多挟风，外证为多。湿者多软，如身倦而重之类。热者清之，食积者必用攻之，兼气虚者，用补气药补之[①]。因火盛逆上者，治火为先，白术、黄芩、石膏之类。中气不足，则加人参、白术。痰之为物，随气升降，无处不到。

脾虚者，清中气，二陈加白术之类，兼用提药。中焦有痰与食积，胃气赖其所养，卒不便虚。若攻之尽，则虚矣。

眩晕、嘈杂，乃火动其痰，用二陈汤加栀子、芩、连类。

噫气吞酸，此系食郁有热，火气上动。以黄芩为君，南星、半夏为臣，橘红佐之。热多者，加青黛。

痰在胁下，非白芥子不能达。痰在皮里膜外者，非姜汁、竹沥不可达。痰在膈间，使人颠狂、健忘，宜用竹沥。风痰亦服竹沥，又能养血。痰在四肢，非竹沥不开。痰结核在咽喉，燥不能出入，化痰药加软坚咸药味。杏仁、海石、桔梗、连翘、瓜蒌仁，少佐朴硝，以姜汁、蜜调丸，嚼化之。海粉即海石，热痰能

---

① 之：原脱，据正脉本补。

降，湿痰能燥，结痰能软，顽痰能消。可入丸子、末子，不可入煎药。

黄芩治热痰，假以降其热也。竹沥滑痰，非姜汁不能行经络也。枳实泻痰，能冲墙壁。五倍子能治老痰。

小胃丹，治膈上痰热、风痰、湿痰、肩膊诸痛，然能损胃气，食积痰实者用之，不宜多。

青礞石丸去湿痰，重在风化硝。

**润下丸**　降痰最妙。

陈皮半斤，去白，以水化盐半两，拌陈皮，令得所煮，候干，炒燥。
<small>一方，不去白</small>　甘草一两，炙

上为末，蒸饼丸绿豆大，每服三十五丸，温水下[①]。

油炒半夏，大治湿痰，又治喘，止心痛。粥丸，姜汤下三十丸。

**痰方**

黄芩<small>空心</small>　香附　半夏<small>姜制</small>　贝母

以上治湿痰。加瓜蒌仁、青黛作丸子，治热痰。

**中和丸**　治湿痰气热。

苍术　黄芩　香附　半夏<small>各等分</small>

为末，粥丸。

**燥湿痰方**　亦治白浊因痰者。

南星一两　半夏一两　蛤粉二两　青黛<small>为衣</small>

上为末，神曲糊丸。

---

① 下：正脉本作"送下"。

### 痰嗽方

黄芩一两半，酒浸洗　滑石半两　贝母一两　南星一两　风化硝二钱半　白芥子半两，去油[①]

上为末，汤浸蒸饼为丸。

### 导痰汤

半夏四两　南星　橘皮　枳壳　赤茯苓一两　甘草半两

用生姜煎服[②]。

### 千缗汤

半夏七枚，泡制，四片破之　皂角一寸二分，去皮，炙　甘草一寸，炙　生姜如指大

煎服[③]，治喘。

### 治痰方

南星　半夏　滑石　轻粉各三钱　巴豆三十粒

上用皂角仁浸浓汁，丸如梧桐子大，每服五七[④]丸。

### 黄连化痰丸

黄连一两　陈皮五钱　吴茱萸一钱，酒浸　半夏一两半[⑤]

上为末，入桃仁二十四个，研如泥，和匀，神曲糊丸如绿豆大，每服百丸，姜汤送下。

### 消痰方

益元散七钱　吴茱萸三钱

---

① 油：正脉本作"壳"。
② 服：正脉本作"服之"。
③ 服：正脉本作"服之"。
④ 七：正脉本作"十"。
⑤ 半：正脉本作"五钱"。

### 治郁痰方

白僵蚕　杏仁　瓜蒌　诃子　贝母

### 喘

戴云：有痰喘，有气急喘，有胃虚喘，有火炎上喘。痰喘者，凡喘便有痰声；气急喘者，呼吸急促而无痰声；有胃虚喘者，抬肩撷肚①，喘而不休；火炎上喘者，乍进乍退，得食则减，食已则喘。大概胃中有实火，膈上有稠痰，得食咽坠下稠痰，喘即止。稍久，食已入胃，反助其火，痰再升上，喘反大作。俗不知此，作胃虚，治以燥热之药者，以火济火也。昔叶都督患此，诸医作胃虚治之，不愈，后以导水丸利五六次而安。

凡久喘，未发以扶正气为要，已发以攻邪为主。

有气虚短气而喘，有痰亦短气而喘。有阴虚，自小腹下火起而上者。

喘急有风痰者，《妇人大全良②方》千缗汤。阴虚有痰喘急者，补阴降火，四物汤加枳壳、半夏。气虚者，人参、蜜炙黄柏、麦门冬、地骨皮之类。

大概喘急之病，甚不可用苦药、凉药，火气盛故也，可用导痰汤加千缗汤治之。

诸喘不止者，用劫药一二帖则止之。劫药之后，因痰治痰，

---

① 撷（xié 斜）肚：形容喘剧时腹壁肌肉紧张，随之而起伏的动作。
② 良：原脱，据周氏本补。

因火治火。椒目碾极细末，用一二钱，以生姜汤调下，止之。又法：用萝卜子蒸熟为君，皂角烧灰，等分为末，以生姜汁炼蜜为丸，小桐子大。每服五七十丸，嚼化之[①]。

# 哮

专主于痰，宜吐法。

治哮必用薄滋味，不可纯用凉药，必带表散。

### 治哮[②]方

用鸡子略敲，壳损膜不损，浸于尿缸内，三四日夜取出，煮熟食之，效。盖鸡子能去风痰。

# 痢

身热，后重，腹痛，下血。

戴云：痢虽有赤白二色，终无寒热之分，通作湿热治。但分新旧，更量元气，用药与赤白带同。

身热：挟外感，不恶寒，小柴胡汤去人参。恶寒发热为表证，宜微汗和解，苍术、川芎、陈皮、芍药、甘草、生姜，

---

① 之：正脉本作"下之效"。
② 哮：原作"积"，据正脉本改。

煎服。

后重：积与气郁坠下，兼升兼消。或气行血和，积少，但虚坐努力，此为亡血，倍用归身、尾，却以生芍药、生地黄、桃仁佐之，复以陈皮和之。

或下痢而大孔痛者，此因热流于下也，用木香、槟榔、黄芩、黄连炒、干姜。

或缠退减十之七八，积已尽，糟粕未实，当炒芍药、炒白术、炙甘草、陈皮、茯苓汤下固肠丸三十粒。然固肠丸性燥，有去湿实肠之功，恐滞气未尽者，不可遽用此药，只宜单服此汤可也。或痢后糟粕未实，或食稍多，或饥甚方食，腹中作痛者，切勿惊恐。以白术、陈皮各半盏煎服。和之则安。或久痢后，体虚气弱，滑泄不止，又当以诃子、肉豆蔻、白矾、半夏之类，择用以涩之，甚则加牡蛎，然须以陈皮为佐。若大涩，亦能作痛。又甚者，灸天枢、气海。

古方用厚朴为泻凝滞之气，然朴太温而散气，久服大能虚人，滞气稍行即去之，余滞未尽，以炒枳壳、陈皮。然枳壳亦能耗气，比之厚朴少缓，比陈皮亦重，滞退一半当去之，只用陈皮以和诸药。陈皮去白，有补泻之兼才，若为参、术之佐，亦能补也。

凡痢疾腹痛，必以白芍药、甘草为君，当归、白术为佐。恶寒痛者加桂，恶热痛者加黄柏。达者更能参以岁气时令用药，则万举万全，岂在乎执方而已①哉！

诸不治证：下痢纯血者，必死；下痢如尘腐色者，死；下痢

---

① 而已：正脉本无此二字。

如屋漏者，死；下痢如竹筒注者，不可治；下痢如鱼脑者，半生半死。

## 噤口痢

胃口热甚故也。

黄连，多加人参煮汤，终日呷之，如吐了再吃，开以降之。人不知此，多用温药甘味，此以火济火，以滞益滞，哀哉！

一方：脐中用田螺盦①之，以引下其热。

亦有误服热药、涩药之毒犯胃者，当明审以祛其毒。

**痢方** 亦作丸。

大黄　黄连　黄芩　黄柏　枳壳　当归　白芍药　滑石　甘草　桃仁　白术各等分

上②为末，神曲糊丸。

孙郎中因饮水过多，腹胀，泻痢带白。苍术、白术、厚朴、茯苓、滑石。上煎，下保和丸。

小儿八岁，下痢纯血，以食积治。苍术、白术、黄芩、白芍、滑石、茯苓、甘草、陈皮、炒曲。上③煎，下保和丸。

又下痢发④热不止者，属阴虚，用寒凉药，兼升药、热药。

---

① 盦（ān 安）：覆盖。此处指敷贴。
② 上：原脱，据正脉本补。
③ 上：原脱，据正脉本补。
④ 发：原作“法”，据周氏本改。

## 泄泻

湿，气虚，火，痰，食积。

戴云：凡泻水、腹不痛者，是湿也；饮食入胃不住，或完谷不化者，是气虚也；腹痛泻水，腹鸣，痛一阵泻一阵，是火也；或泻，时或不泻，或多或少，是痰也；腹痛甚而泻，泻后痛减者，是食积也。

湿，燥湿兼渗泄之，四苓散加苍术、白术。甚者，二术炒。气虚，人参、白术、芍药炒、升麻；火，宜伐火，利小水，黄芩、木通入四苓散；痰积，宜豁之，海石、青黛、黄芩、神曲、蛤粉，或用吐法；食积，宜消导疏涤之，神曲、大黄。

以上诸药，皆作丸子服之。

凡泄泻水多者，仍用五苓散治之。

世俗类用涩药治痢与泻，若积久而虚者或可行之，而初得之者，恐必变他疾，为祸不小矣。殊不知多因于湿，惟分利小水，最为上策。

### 止泻方

肉豆蔻五钱　滑石春冬一两二钱半，夏一[①]两半，秋二两

又方：**姜曲丸**

陈曲六两，炒　陈麦亦可　茴香五钱　生姜二[②]两

---

① 一：正脉本作"二"。
② 二：正脉本作"一"。

上炒白术、炒曲、炒芍药，或丸、或散、或汤，作丸子切当①。

# 脾泄

治一老人，奉养大过，饮食伤脾，常常泄泻，亦是脾泄②。白术二两，炒、白芍药一两，酒拌炒、神曲一两半，炒、山楂一两半，炒、半夏一两，洗、黄芩五钱，炒。上为末，荷叶包，饭煨为丸。

治一老人，年七十，面白，脉弦数，独胃脉沉滑。因饮白酒作痢，下血淡脓水③后腹痛，小便不利，里急后重。参、术为君，甘草、滑石、槟榔、木香、苍术为佐④，下保和丸二十五丸。第二日前证俱减，独⑤小便不利，以益元散服之。

# 霍乱

戴云：霍乱者，吐也，有声有物。凡有声无物而躁乱者，谓之干霍乱也。

---

① 子切当：正脉本作"妙"。
② 脾泻：正脉本"脾泻"之后有"之疾"二字。
③ 脓水：原作"水脓"，据《丹溪心法·泄泻》改。
④ 为佐：原作"最少"，据《丹溪心法·泄泻》改。
⑤ 减独：原作"成烛"，据正脉本改。

转筋不住，男子以手挽其阴，女子以手牵其乳近两旁边，此乃《千金》妙法也。

内有所积，外有所感，阳不升，阴不降，乖隔而成矣。切勿以米汤吃之，立死。脉多伏，为绝。

见成吐泻，还用吐，提其气起。

大法：生姜理中汤最好。有可吐者，有可下者。吐用二陈汤加减亦可，或梓树木煎汤吐亦可。

## 干霍乱

此病最难治，死在须臾，升降不通故也。

此系内有物所伤，外有邪气所遏。有用吐法者，则兼发散之义也。

吐提其气，极是良法，世多用盐汤。有用温药解散者，其法解散，不用凉药。

二陈汤加和解散，川芎、防风、苍术、白芷。

## 呕吐

凡有声有物谓之呕吐，有声无物谓之哕。有痰膈中焦、食不得下者，有气逆者，有寒气郁于胃口者，胃中有痰有热者①，然胃中有火与痰而致呕吐者多矣。

朱奉议以半夏、生姜、橘皮为主。孙真人误以哕为咳逆。刘河间谓呕者火气炎上，此特一端耳。

胃中有热，膈上有痰，二陈汤加炒栀子、黄连、生姜。久病呕者，胃虚不纳谷也，以生姜、人参、黄芪、白术、香附。

# 恶心

有热，有痰，有虚。

戴云：恶心者，无声无物，但心中欲吐不吐，欲呕不呕。虽曰恶心，非心经之病，其病皆在胃口上，宜用生姜，盖能开胃豁痰也。皆用生姜，随证用②药。

# 翻胃

即膈噎。膈噎乃翻胃之渐，《发挥》备言。

戴云：翻胃有四，血虚、气虚、有热、有痰。血虚者，脉必数而无力；气虚者，脉必缓而无力；气血俱虚者，则口中多出

---

① 者：原脱，据正脉本补。
② 用：《丹溪心法·恶心》作"佐"。

沫，但见沫大出者，必死。有热者，脉数而有力；有痰者，脉滑数。二者可治。血虚者，四物为主；气虚者，四君子为主。热以解毒为主；痰以二陈为主。

大约有四：血虚、气虚、有热、有痰。兼病，必用童便、竹沥、姜汁、牛羊乳。

粪如羊屎者，断不可治，大肠无血故也。

痰用二陈汤为主，寸关脉沉，或伏而大。有气滞结者，通气之药皆可用也，寸关脉沉而涩。气虚，四君子汤为主；血虚，四物汤为主。左手脉无力，切①不可用香燥之药，服之必死。宜薄滋味。

马剥儿②烧灰存性，一钱重，好枣肉、平胃散二钱，温酒调服，食即可下，然后随病源调理，神效。

陈皮二斤三两　厚朴③三斤二两　甘草④三十两　苍术⑤五斤

# 伤食

戴云：恶食者，胸中有物。导痰补脾。

二陈汤加白术、山楂、川芎、苍术。

---

① 切：原作"大"，据庚子本改。
② 马剥儿：即王瓜。
③ 厚朴：原作"朴"，据正脉本改。
④ 甘草：原作"草"，据正脉本改。
⑤ 苍术：原作"苍"，据正脉本改。

# 痞

食积兼湿。东垣有法有方。

又：**痞满方**

吴茱萸三两　黄连八两

粥为丸。

软石膏碾末，醋丸如绿豆大，泻胃火、食积、痰。

# 嗳气

胃中有火、有痰。

南星　半夏　软石膏　莎草根

或汤、或丸。

# 吞酸

戴云：湿热在胃口上，饮食入胃，被湿热郁遏，其食不得传化，故作酸也。如谷肉在器，湿热则易为酸也。必用茱萸，顺其性而折之。反佐：茱萸①、黄连。

## 嘈杂

只是痰因火动。

戴云：此即俗谓之心嘈也。

栀子、姜炒黄连不可无。栀子、黄芩为君。

南星、半夏、橘皮，热多加青黛。

肥人嘈杂，二陈汤加抚芎，用苍术、白术、炒栀子。

## 五疸

不用分五，同是湿热，如盫曲相似。

戴云：五疸者，周身皮肤并眼如栀子水染。因食积黄者，量其虚实，下其食积。其余但利小便为先，小便利白，即黄自退。

轻者，小温中丸；重者，大温中丸。热多者，加黄连；湿多者，茵陈、五苓散加食积药。

---

① 茱萸：周氏本无此二字。

# 消渴泄泻

先用白术、白芍药，炒为末。调服，后却服消渴药。

消渴，养肺、降火、生血为主，分上、中、下治。

黄连末　天花粉末　人乳　生藕汁　生地黄汁

上后[1]二物汁为膏，入上药搜和，佐以姜汁，和蜜汤为膏，徐徐留于舌上，白[2]汤少许送下。

能食，加软石膏。

瓜蒌根，治消渴神药。

# 水肿

戴云：水肿者，通身皮肤光肿如泡者是也。以健脾渗水，利小便，进饮食，元气实者可下。

此因脾虚不能制水，水渍妄行，当以参、术补。脾气得实，则自能健运，自能升降，运动其枢机，则水自行，非五苓之行水也。宜补中行湿、利小便水，切不可下。

二陈汤加白术、人参为主，佐以苍术、炒栀子、黄芩、麦门

---

① 后：原脱，据《丹溪心法·消渴》补。
② 白：正脉本"白"字前有"以"字。

冬，制肝木。若腹胀，少佐厚朴；气不运，加木香、木通；气若陷下，升麻、柴胡提之。随证加减，必须补中。

产后必用大补气血为主，少佐以苍术、茯苓，使水自降。用大剂白术补脾。壅满用半夏、陈皮、香附监之。有热当清肺，麦门冬、黄芩之属。

一方：用山栀子，去皮取仁，炒，捶碎，米饮送下。若胃脘热，病在上者，带皮用。

## 臌胀

又名单臌，其详在《格致》论中。

大补中气，行湿，此乃脾虚之甚。须必远音乐、断厚味，以大剂人参、白术，佐以陈皮、茯苓、苍术之类。有血虚，当以四物汤行血。

脉实兼人壮盛者，或可用攻药，便可① 收拾，白术为主。厚朴治腹胀，因味辛，以散其气在中焦故也。

---

① 可：原作"用，"据《丹溪心法·臌胀》改。

# 自汗

属气虚、湿热[①]、阳虚。

东垣有法有方，人参、黄芪，少佐桂枝[②]。阳虚，附子亦可用。

## 扑法

牡蛎　麸皮　藁本　糯米　防风　白芷　麻黄根

为末，周身扑之。

火气上蒸胃中之湿，亦能作汗。凉膈散主之。

痰证亦有汗者。

# 盗汗

血虚，阴虚。

戴云：盗汗者，睡则汗自出，觉则无矣，非若自汗而自出也。小儿不须治。

东垣有法有方，当归大黄汤。

---

① 湿热：前原衍"虚"字，据正脉本删。
② 黄芩麦门冬制肝木……桂枝：此段240字原倒，据正脉本乙正。

## 盗汗方

白术四两。一两用黄芪同炒,一两用石斛同炒,一两用牡蛎末同炒,一两用麸皮同炒,各微黄色。余药不用,只用白术

上为细末,每服三钱,用粟米汤调下,尽四两,为效[①]。

# 呃逆

有痰、气虚、阴火,视其有余、不足治之。

戴云:呃逆者,因痰与热,胃火者极多。

不足者,人参白术汤下大补丸。

有余者,须用黄芩、麦门冬之属[②]。

# 头风

有痰者多。

左:属风,荆芥、薄荷;属血虚,川芎、当归、芍药。

右:属痰,苍术、半夏;属热,黄芩。

搐药,有用荜茇、猪胆。

---

① 为效:正脉本作"效"。
② 有余者须用黄芩麦门冬之属:正脉本作"有余并痰者吐之人参芦之属"。

# 头痛

多主于痰。痛甚者火多。亦有可吐者，亦有可下者。

清空膏治诸般头痛，除血虚头痛不治。血虚头痛，自鱼尾上攻头痛，必用川芎当归汤。

古方有追涎药，出东垣《试效》。

羌活 防风 黄连各炒一两 柴胡七钱 川芎二钱 甘草一两半，炙 黄芩三两，刮取①黄色，锉碎一半，酒炒一半

上为末，每服二钱匕②，热盏内入茶少许，汤调如膏，抹在口内，少用汤送下，临卧服之。

# 头眩

痰挟气虚、火，治痰为主，挟补气药并降火药。属痰，无痰则不能作眩；属火，痰因火动。又有湿痰者，有火多者。

左手脉数，热多；脉涩，有死血。右手脉实，痰积；脉大，必是久病。

---

① 取：正脉本作"去"。
② 二钱匕：《丹溪心法·头痛》作"二钱"。钱匕：古代量取药末的器具。

## 头晕

火动其痰。

二陈汤加黄芩、苍术、羌活，散风行湿，或用防风行湿之剂可也。

昔有一老妇，患赤白带一年半，是头眩，坐立不久，睡之则安。专用治赤白带，除之，其眩自安矣。

## 眉棱痛

风热痰，作风痰治，类痛风。

白术，酒黄芩末，茶调①。

又方：川乌头、草乌二味为君，童便浸洗，炒去毒，细辛、黄芩、羌活、甘草佐之。

---

① 调：正脉本作"调服"。

# 耳聋

少阳、厥阴热多，皆属于热，耳鸣者也<sup>①</sup>。

戴云：亦有气闭者，盖亦是热。气闭者，耳不鸣也。

蓖麻子四十九粒　枣肉十个

上入人乳，捣成膏子，石头上略晒干，便丸如桐子大，以绵裹塞于耳中。

又方：用鼠胆<sup>②</sup>入耳中，尤好，仍开痰、散风热。

大病复<sup>③</sup>，须用四物汤降火。

有阴虚火动耳聋者，亦如上法。

---

① 也：正脉本作"是"。
② 鼠胆：《丹溪治法心要·耳》作"雄鼠胆"。
③ 复：正脉本、《丹溪心法·耳聋》均作"后"。

## 卷第二

### 心痛 即胃脘痛

心痛，虽日数多，不吃饮食，不死。若痛方止便吃，还痛，必须三五服药后，方可吃物。

大凡心膈之痛，须分新久。若明知身受寒气，口食寒物而病，于初得之时，当以温散或温利之药。若曰病得之稍久，则成郁矣。郁则蒸热，热则久必生火，《原病式》中备言之矣。若欲行①温散，宁无助火添病耶？由是古方中多以山栀为热药之向导，则邪伏而病易退，正易复而病易安。虽然，病安之后，若纵恣口味，不改前非，病复作时，必难治②也。

山栀，炒，去皮，每十五个浓煎汤一呷，入生姜汁令辣，再煎小沸服。或入芎一钱，尤妙。山栀大者，用七个或九个。大概胃口有热而作痛，非山栀子不可，佐以姜汁，或半夏、橘红各五，黄芩三，甘草一。

用二陈汤加苍、芎，倍加炒栀。痛甚者，加炒干姜从之，反

---

① 行：正脉本作"丹"。
② 治：正脉本此字后有"之"字。

治之法。心痛轻者，散之，麻黄、桂枝；重者，加石碱、川芎、苍术。栀子必炒去皮用，作丸服①。

凡治病，必须先问平日起居如何，假如心痛有因平日喜食热物，以致死血②流于胃口作痛，用桃仁承气汤下之，切记！轻者用韭汁、桔梗，能开提气血，药中兼用之。

以物柱③按痛则止者，挟虚也，以二陈汤加炒干姜和之。有虫痛者，面上白斑，唇红，能食，属虫，治苦楝根、锡灰之类。脉坚实，不大便者，下之。

痛甚者，脉必伏，多用温药，不用参、术，可用附子。

诸痛不可用补气药。

客寒犯胃，草豆蔻丸用之；热亦可用，止用一二服。

草豆蔻一钱四分，面④裹烧热，去皮　吴茱萸汤泡，洗去梗，焙干⑤　益智仁　白僵蚕　橘皮　人参　黄芪以上各八分　生甘草　归身　炙甘草　青⑥皮各六分　曲末　姜黄各四分　桃仁七个，去皮　半夏一钱，洗　麦蘖一钱半，炒黄　泽泻一钱，小便多减半⑦　柴胡四分详膈下痛，多为用之。

上一十八味，除桃仁另研如泥外，余极细末，同桃仁研匀，用汤泡蒸饼为丸，如桐子大，每服三十丸，食远，用热白汤送下，旋斟酌多少用之。

---

① 服：正脉本此字后有"之"字。

② 死血：正脉本作"血"。

③ 柱（zhǔ 主）：通"拄"，支撑。《论衡·谈天》："且鳌足可以柱天，体必长大，不容于天地，女娲虽圣，何能杀之？"

④ 面：原脱，据《丹溪治法心要·心痛》补。

⑤ 干：原作"科"，据《丹溪治法心要·心痛》改。

⑥ 青：正脉本作"桂"。

⑦ 半：正脉本此字后有"用之"二字。

又方：

用黄荆子炒焦为末，米饮调服。亦治白带。

又方：

脾痛，用海蛤粉，佐以香附末，用川芎、山栀、生姜煎辣汤，调服为佳。

又方：

单用牡粉，酒调下一二钱。气实不可用。

## 腰疼

湿热，肾虚，瘀血。

湿热腰疼者，遇天阴或坐久而发者是。肾虚者，疼之不已者是也。瘀血者，日轻夜重者是[①]。

脉大者肾虚，用杜仲、龟版、黄柏、知母、枸杞、五味之类，用猪脊髓丸。脉涩者瘀血，用补阴丸中加桃仁、红花。湿热者，用苍术、杜仲、黄柏、川芎。痰者，用南星。

凡诸痛皆属火，寒凉药不可峻用，必用温散之药。

诸痛不可用人参，盖人参补气，气旺不通而痛愈甚矣。

脐下忽大痛者，人中如黑色者，多死；难治也。人面上忽有红点者，多死。

---

①是：正脉本此字后有"之"字。

# 胁痛

肝火盛，木气实，有死血，肝急，有痰流注。

木气实：川芎、苍术、青皮、当归、龙荟丸泻火要药。

死血：桃仁、红花、川芎。

痰流注：二陈汤加南星、苍术、川芎。

肝苦急：急食辛以散之，用抚芎、苍术。血病，入血药中行血。

胁痛甚者，用姜汁下龙会[①]丸，肝火盛故也。

咳嗽胁痛，二陈汤加南星、炒[②]香附、青皮、青黛、姜汁。

# 腹痛

有寒、积热、死血、食积、湿痰。

戴云：寒痛者，绵绵痛而无增减者是；时痛时止者，是热也；死血痛者，每痛有处、不行移者是也；食积者，甚欲大便，利后痛减者是；湿痰者，凡痛必小便不利。

脉弦强者，食；脉滑者，痰。

---

① 会：原脱，据正脉本补。
② 炒：原作"多"，据庚子本改。

滑<sup>①</sup>痰多作腹痛，用苔芎、苍术、香附、白芷，生姜汁入汤服。腹中水鸣，乃火击动其水也，二陈汤加黄芩、黄连、栀子。

凡心腹痛，必用温散，此是郁结不散，阻气不运，故病在下者多属食，宜温散之。

一老人腹痛，年高不禁下者，用川芎、苍术、香附、白芷、干姜、茯苓、滑石。


# 痛风

四肢百节走痛：风热，风湿，血虚，有痰。

大法主方：

苍术　南星　川芎　白芷　当归　酒黄芩

在上者加羌活、桂枝、桔梗、威灵仙；在下者加牛膝、防己、木通、黄柏。血虚者，多用川芎、当归，佐以桃仁、红花。

薄桂治痛风。无味而薄者，独此能横行手臂，领南星、苍术等治之。

## 上中下痛风方

威灵仙<sup>②</sup>三钱　南星一<sup>③</sup>两　苔芎二<sup>④</sup>两　白芷五钱　桃仁五钱<sup>⑤</sup>

---

① 滑:《丹溪心法》《丹溪治法心要》均作"清"，《玉机微义》作"湿"，可供参考。

② 仙：原脱，据庚子本补。

③ 一：正脉本作"二"。

④ 二：正脉本作"一"。

⑤ 白芷五钱桃仁五钱：正脉本作"桃仁五钱白芷五钱"。

桂枝三钱　防己半钱　苍术二两　黄柏二两，酒浸炒　红花一钱半
羌活三钱　神曲一两，炒　草龙胆五分

张子元气血虚、有痰浊、阴火痛风：

人参一两　白术二两　黄柏二两，炒黑色　山药一两　海石一两
锁阳五钱　干姜五钱，烧灰　南星一两　败龟版二两，酒炙　熟地黄
二两

粥为丸。

治臂痛：

半夏一钱　陈皮五分　茯苓五分　苍术一钱半　酒芩一钱　威[①]
灵仙三分　白术一钱　甘草少许，炒　南星一钱　香附一钱

# 劳瘵

其主在乎阴虚，痰与血病。

青蒿一斗五升　童便三斗

文武火熬，约童便减二斗，去蒿，熬至一斗，入猪胆汁七
个，再熬数沸，甘草末收之。

虚劳身瘦属火，因火烧烁。

劳病，四物汤加人尿、姜汁。

---

① 威：原脱，据正脉本补。

## 咳血

痰盛、身热，多是血虚。

戴云：咳血者，嗽出痰内有血者是；呕血者，呕全血者是；咯血者，每咯出血，皆是血疙瘩；衄血者，鼻中出血也；溺血，小便出血也；下血者，大便出血也。虽有名色分六，俱是热证，但有虚实、新旧之不同。或妄言为寒者，误也。

青黛　诃子　山栀　海石　瓜蒌仁

上为末，姜汁蜜调，噙化。嗽甚者，加杏仁。后以八物汤加减调理。

身热多是血虚，四物汤加减。

## 呕血

火载血上，错经妄行。

脉大、发热、喉中痛者，是气虚。用人参、黄芪蜜炙、黄柏、荆芥，并当归、生地黄用之。

呕血，用韭汁、童便、姜汁磨郁金同饮之，其血自清。

火载血上，错经妄行，四物汤加炒栀子、童便、姜汁。山茶花、童便、姜汁，酒调。郁金末治吐血。入姜汁、童便。

痰带血丝出者，童便、姜汁、竹沥。

又方：用韭汁、童便二物相合，用郁金细研，入在二物之内同饮，其血自消。

又方：治衄血上行，郁金如无，山[1]茶、姜汁、童便和好酒调服，即止之。

# 咯血

姜汁、童便、青黛入血药中用之，加四物汤、地黄膏、牛膝膏之类。

# 衄血

凉血行血为主，犀角地黄汤入郁金同用。

经血逆行，或血腥，或唾血、吐血，用韭叶汁，立效。

---

[1] 衄血上行郁金如无山：正脉本作"衄血以郁金如无郁金以"。

## 溺血

属热。

山栀子炒，水煎服。或用小蓟、琥珀。

有血虚者，四物汤加牛膝膏。

## 下血

不可纯用寒凉药，必于寒凉药中用辛味并温，如酒浸炒凉药、酒煮黄连之类。有热，四物汤加炒栀子、升麻、秦艽、胶珠①。下血属虚，当温②散，四物汤加炮干姜、升麻。

又方：用白芷五倍子丸。

凡用血药，不可单行单止。

有风邪下陷，宜升提之。盖风伤肝、肝生血故也。有湿伤血，宜行湿消热可也。

《内经》谓身热即死，寒则生。此亦是大概言之，必兼证详之则可。今岂无身热生、寒而死者？

脉沉小流连或微者，易治；脉浮大洪数者，难愈。宜滑不

---

① 胶珠：正脉本作"阿胶珠"。

② 温：正脉本作"归"。

宜弦。

仲景治痢，可温者五法，可清者十法。或解表，或利小便，或待其自已，区分易治、难治极密，但与泻同，立法不分，学者当辨之。

大孔痛，一曰温之，一曰清之。久病，身冷，自汗，脉沉小者，宜温；暴病，身热，脉浮洪者，宜清。

有可吐者，有可下者，有可汗者。

初得时，原气未虚，必推荡之，此通因①通用之法。稍久气虚，则不可。

先水泄，后脓血，此脾伤②肾，贼邪难愈；先脓血，后水泄，此肾伤③脾，微邪易愈。

如豆汁者，湿也。盖脾胃为水谷之海，无物不受，常兼四脏。故如五色之相杂，当先通利，此迎而夺之之义。如虚者，亦宜审之。

因热而作，不可用巴豆等药。如伤冷物者，或可用，亦宜谨之。

又有时疫作痢，一方一家之内，上下传染相似，却宜明运气之胜，复以治之。

---

① 通因：原脱，据庚子本补。
② 伤：正脉本作"传"。
③ 伤：正脉本作"传"。

## 肠风

独在胃与大肠出。

黄芩　秦艽　槐角　升麻　青黛

## 梦遗

专主热、脱精。

戴云：因梦交而出精者，谓之梦遗；不因梦而自泄精者，谓之精滑。皆相火所动，久则有虚而无寒者也。

带下与梦遗同法治。

青黛、海石、黄柏，加[①]椿树根丸。

内伤气血，不能固守，当补以[②]八物汤加减，吞椿树根丸。思想成病，其病在心，安神带补，热则流通。

知母　黄柏　蛤粉

---

① 加：原作"即"，据庚子本改。
② 以：原脱，据正脉本补。

# 精滑

专主湿热。

戴云：滑者，小便精滑下也。俱是膀胱湿热，虽有赤白之异，终无寒热之别。河间云：天气热则水浑浊，寒则澄澈清冷。由此观之，浊之为病，湿热明矣。

黄柏　知母　牡蛎　蛤粉

又方：

良姜三钱　芍药二[①]钱　黄柏二钱，烧灰存性　樗树[②]皮白皮，一两半

上为末，糊为丸。每服三十丸。

# 浊

湿热，有痰，有虚。赤浊属血，白浊属气，寒则坚凝，热则流通。

大率皆是湿热流注，宜燥中宫之湿，用二陈汤加苍术、白术，燥去湿。赤者乃是湿伤血，加白芍药。仍用珍珠粉丸加椿树

①二：庚子本、周氏本均作"三"。
②樗（chū 出）树：即臭椿树。

根皮、滑石、青黛等作丸。

虚劳者，用补阴药，大概不利热药。

肥白人必多痰，以二陈汤去其热。胃弱者兼用人参，以柴胡、升麻升胃中之气。丸药用青黛、黄柏炒褐色、干姜炒微黑色、海石、蛤粉。

胃中浊气下流为赤白浊者，用柴胡、升麻、苍术、白术、二陈汤，丸药用樗皮①末、蛤粉、炒姜、炒黄柏。

专主胃中之浊气下流，渗入膀胱，用青黛、蛤粉。肝脉弦者，用青黛以泻肝。

又方：

黄柏一两，炒黑　生柏二钱半，一作三两　海石三两　神曲五钱

为末，水丸。

有热者，黄柏、滑石、青黛之类。

燥湿痰，南星、半夏、蛤粉。

上神曲为丸，青黛为衣。或用海石代曲。

张子元气血两虚、有痰、痛风时作、阴火间起、小便白浊或带下赤白。方在前痛风中。

一人便浊，常有半年，或时梦遗，形瘦，作心虚主治，珍珠粉丸和匀定志丸服。

一妇人年近六十，形肥，奉养膏粱，饮食肥美，中焦不清，浊气流入膀胱，下注白浊，白浊即是湿痰也。

戴云：断用二陈汤去痰，加升麻、柴胡升胃中之清气，加苍术去湿，白术补胃，全在活法。服四帖后，浊减大半，觉胸满，

---

① 皮：原脱，据《丹溪心法·赤白浊》补。

因柴胡、升麻升动其气，痰阻满闭，用二陈汤加炒曲、白术。素无痰者，升动胃气不满。

**丸药方**

青黛　椿皮　蛤粉　滑石　干姜炒　黄柏炒

上为末，炒神曲糊丸。仍用前燥湿痰丸，亦能治带。

戴氏曰①：滑石利窍，黄柏治湿热，青黛解郁结②，蛤粉咸寒入肾，炒干姜味苦，敛肺气下降，使阴血生。干姜盐制用③之。

# 淋

皆属于痰热。

淋者，小便淋漓，欲去不去，不去又来，皆属于热也。

解热利小便，山栀子之类，用苦杖④、甘草煎服，诸药中皆加牛膝。

老人亦有气虚者，人参、白术中带木通、山栀。

亦有死血作淋者，以牛膝作膏。此证亦能损胃不食。

---

① 戴氏曰：原作"又方"，据《丹溪治法心要·浊》改。

② 郁结：《丹溪治法心要·浊》作"热"，义长。

③ 用：原脱，据庚子本、周氏本补。

④ 杖：原脱，据庚子本补。

## 小便不通

气虚，血虚，痰，风闭，实热。

吐之以提其气，气升则水自下之，盖气承载其水也。

气虚，用人参、黄芪、升麻等先服后吐，或参、芪药中探吐。血虚，四物汤先服后吐，芎归汤吐亦可。痰多，二陈汤先服后吐。皆用探吐。痰气闭塞，二陈汤加木香①、香附探吐。实热利之。

一妇人脾疼，后患大小便不通，此是痰隔于中焦，气滞于下焦。二陈汤加木通，初吃后，渣再煎服，吐之。

## 关格

戴云：关格者，谓膈中觉有所碍，欲升不升，欲降不降，欲食不食，此为气之横格也。

必用吐，提其气之横格，不必在出痰也。

有痰，以二陈汤吐之，吐中便有降。有中气虚不运者，补气药中升降。

---

① 香：《丹溪治法心要·小便不通》作"通"，义长。

# 小便不禁

属热，属虚。

戴云：小便不禁，出而不觉，赤者有热，白者为气虚也。热者，五苓散加解毒散；虚者，五苓散加四物汤。

# 痫

惊、痰，宜吐。

戴云：痫①者，俗曰猪癫风者是也。

大率行痰为主。

黄连　南星　瓜蒌　半夏

寻痰寻火，分多少治，无不愈。分痰分热：有热者，以凉药清其心；有痰者，必用吐药，吐后用东垣安神丸②。

此证必用吐，吐后用平肝之药，青黛、柴胡、川芎之类。

---

① 痫：原作"痰"，据《丹溪治法心要·痫》改。
② 安神丸:《丹溪治法心要·痫》作"朱砂安神丸"。

## 健忘

戴云：健忘者，为事有始无终，言谈不知首尾。此以为病之
名，非比生成之愚顽、不知世事者。

精神短少者多，亦有痰者。

## 怔忡

大故<sup>①</sup>属血虚。

有虑便动，属虚。时作时止，痰因火动。

戴云：怔忡者，心中不安，惕惕然如人将捕者是也。

瘦人多是血少，肥人属痰，寻常者多是痰。

真觉心跳者，是血少，用四物<sup>②</sup>、安神之类。

---

① 故：正脉本作"叚"。
② 四物：《丹溪心法·惊悸怔忡》此下有"朱砂"二字。

# 惊悸

血虚，用朱砂安神丸。

# 痓

大率与痫病相似。

多是血<sup>①</sup>虚有火兼痰，人参、竹沥之类，不用兼风药。

# 血块

一名积瘕。

块在中为痰饮，在右为食积，在左为血积。

气不能作块成聚，块乃有形之物，痰与食积、死血，此理晓然。醋煮海石、三棱、莪术、桃仁、红花、五灵脂、香附之类<sup>②</sup>。

---

① 血：《丹溪心法·痓》作"气"，义长。

② 类：《丹溪心法·积聚痞块》此下有"为丸"二字。

白术汤<sup>①</sup>吞下瓦垄子<sup>②</sup>，能消血块，次消痰。

治块，当降火、消食积，食积即痰也。

行死血，块去须大补。石碱一物，有痰积，有血块可用，洗涤垢腻，又消食积。

## 吐虫

以黑锡炒成灰，槟榔末、米饮调下。

## 癥瘕

戴云：积聚癥瘕，有积聚成块，不能移动者是癥；或有或无，或上或下，或左或右者是瘕。

用蜀葵根煎汤，煎人参、白术、陈皮、青皮、甘草梢、牛膝成汤，入细研桃仁、玄明粉各少许，热饮一服，可见块下。

病重，补接之后，加减再行。

**消块丸**　即《千金》大硝石丸。止可磨块，不令人困，须量虚实而用可也。

硝石六两　大黄八两　人参　甘草各三两

---

① 白术汤:《丹溪心法·积聚痞块》作"石碱白术汤"。
② 瓦垄子:"瓦楞子"的别称。

上为末，以三年苦酒三斗，置铜器中，以竹片作准，每入一升作一刻，柱[1]器中熬。先纳大黄，不住手搅，使微沸，尽一刻，乃下余药。又尽一刻，微火熬使可丸，则取丸如鸡子中黄大，每服一丸，米饮下。如不能大丸，则作小丸，如桐[2]子大，每服三十丸。服[3]后下如鸡肝、如米泔、赤黑等色。下后忌风冷，淡[4]软粥将理。

### 又：三圣膏

未化石灰半斤，为末，瓦器中炒令淡红色，提出火外，候热少减，次下大黄末　大黄一两，为末，就炉炒，伺热减，入桂心末　桂心半两，为末，略炒，入米醋熬成膏药，厚[5]摊，贴患处

### 贴积聚块

大黄　朴硝各一两

上为末，用大蒜捣膏，和匀贴之。

痞块在皮里膜外，须用补气，香附开之，兼二陈汤。加补气药，先须断厚味。

# 茶癖

石膏　黄芩　升麻

---

① 柱：《丹溪心法·积聚痞块》此下有"竖"字。
② 桐：正脉本做"梧"。
③ 服：原脱，据《丹溪心法·积聚痞块》补。
④ 淡：《丹溪心法·积聚痞块》作"啖"。
⑤ 厚：《丹溪心法·积聚痞块》此下有"纸"字。

上为末，砂糖水调服。

## 瘿气

先须断厚味。

海藻一两　黄药二两

上为末，以少许置于掌中，时时舐之，津咽下。如消三分之二，须止后药服。

食积一方，乃在妇人门食积条下。

## 疝

湿热痰积，流下作痛，大概因寒郁而作也，即是痰饮、食积并死血。

戴云：疝本属厥阴肝之一经，余尝见俗说小肠、膀胱下部气者，皆妄言也。

子和云：疝本肝经，宜通勿塞。只此见治之法，专主肝经，与肾绝无干，不宜下。癫，湿多。疝气，灸大敦穴。

食积与瘀血成痛者：

栀子　桃仁　山楂　枳实　吴茱萸

上为末，生姜汁、顺流水作汤，调服。

按之不定，必用桂枝，属虚。

桂枝　山栀炒　乌头细切，炒

上为末，姜汁为丸。每服三十丸，劫痛。

**治疝方**　定痛速效。湿胜者加荔枝。

枳壳十五个　山栀炒　糖球炒　茱萸炒

又方：**守效**[①]**丸**　治癫要药不疼者。

苍术　南星　白芷　山楂　川芎　半夏　枳实

为末，神曲作丸。

治阳明受湿热，传入大肠，恶寒发热，小腹连毛际结核，闷痛不可忍。

山栀炒　枳壳炒　桃仁炒　山楂等分

上研细，砂钵内入生姜汁，用水一盏，煎令沸，热服之。

治诸疝发时，用海石、香附二味为末，以生姜汁汤调服。亦能治心痛。

**治疝方**[②]

栀子　桃仁　橘核　茱萸　川乌

上碾，煎服。

劫药：用乌头细切、炒栀子、橘核散，单止痛。

---

① 效：原脱，据周氏本、《丹溪心法·疝痛》补。
② 治疝方：《丹溪心法·疝痛》作"橘核散"。

# 脚气

**防己饮**①

苍术盐炒　白术　防己　槟榔　川芎　犀角　甘草　木通
黄连②　生地黄酒炒　黄柏

有热加黄芩、黄连，有痰③加竹沥、姜汁。大热及时令热加
石膏，大便实加桃仁，小便涩加牛膝。

有食积、流注：

苍术　黄柏　防己　南星　川芎　白芷④　犀角　槟榔
血虚加牛膝、龟版。

如常肿者，专主乎湿热，朱先生有方。肥人加痰药。

戴云：有脚气冲心，宜四物加炒柏，再宜涌泉穴用附子，津
拌贴，以艾灸，泄引其热。

**健步丸**

归尾　芍药　陈皮　苍术各一两　生地黄一两半　大腹子三个
牛膝　茱萸各半两　黄芩半两　桂枝二钱

上为末，蒸饼为丸。每服百丸，白术、通草煎汤，食前下。

一妇人足肿，黄柏、苍术、南星、红花酒洗、草龙胆、川

---

① 防己饮：原脱，据《丹溪心法·脚气》补。
② 黄连：据下文此药疑衍，《丹溪心法·脚气》"防己饮"亦无此药，当删。
③ 痰：正脉本作"热"。
④ 白芷：原作"白芷作丸"，据正脉本删。

芎、牛膝酒洗、生地黄。

筋动于足大指，动上来至大腿，近腰结了<sup>①</sup>，奉养厚，因风寒作，四物汤加酒芩、红花、苍术、南星。

筋转皆属乎血热，四物汤加酒芩、红花。

大病虚脱，本是阴虚。用艾灸丹田者，所以补阳，阳生则阴生故也。不可用附子，可用参多服<sup>②</sup>。

# 痿

断不可作风治而用风药。

湿热，湿<sup>③</sup>痰，血虚<sup>④</sup>，气弱，瘀血。

湿热，东垣健步方中加燥湿降阴火药，芩、柏、苍术之类；湿痰，二陈汤中加苍术、白术、芩、柏<sup>⑤</sup>之类，入竹沥；气虚，四君子汤加苍术、黄芩、黄柏之类；血虚，四物汤加苍术、黄柏，下补阴丸。

亦有食积妨碍不得降者。亦有死血者。

**健步丸方**

羌活　柴胡　滑石炒<sup>⑥</sup>　甘草炙　天花粉酒制。各半两　防己

---

① 了：正脉本无此字。
② 大病虚脱……可用参多服：此段文字，《丹溪心法》在"瘟疫"门下，疑衍。
③ 湿：原脱，据《丹溪心法·痿》补。
④ 血虚：原作"无血而虚"，据《丹溪心法·痿》改。
⑤ 术芩柏：正脉本作"黄芩黄柏白术"。
⑥ 炒：正脉本无此字。

又酒<sup>①</sup>　防风　泽泻各三钱　肉桂半钱　川乌　苦参酒制。各一钱

上为末，酒糊丸如桐子大，每服七十丸，煎愈风汤，以空心下。

## 发热

阴虚难治。

戴云：凡脉数而无力者，便是阴虚也。阴虚发热，用四物汤加黄柏，兼气虚加参、芪、白术。盖四物汤加黄柏，是降火补阴之妙药。又云：阴虚发热，用四物汤，甚者加龟版、炒黄柏。吃酒人发热者，难治；不饮酒之人，若因酒而发热者，亦难治。

一男子年三十岁，因酒发热，用青黛、瓜蒌仁、姜汁，每日以数匙入口中，三日而愈。

## 阳虚恶寒

戴云：凡背恶寒甚者，脉浮大而无力者，是阳虚也。用人参、黄芪之类，甚者加附子少许，以行参、芪之气。

---

① 又酒：正脉本无此二字。

丹—溪—先—生—金—匮—钩—玄

62

一女子恶寒，用苦参一钱，赤小豆一钱，为末，齑水<sup>①</sup>调服<sup>②</sup>，吐<sup>③</sup>用川芎、苍术、南星、黄芩，酒曲丸。

## 手心热

栀子　香附　苍术　白芷　川芎　半夏<sub>生用</sub>

为末，曲糊丸。

## 手麻

此是气虚也。

## 手木

东垣云：麻木，气不行也，补肺中之气。是湿痰、死血。十

---

①齑（jī鸡）水：用盐腌制咸菜中产生的黄色卤水。性味酸咸，有"吐诸痰饮宿食"的功效。

②调服：原脱，据《丹溪心法·恶寒》补。

③吐:《丹溪心法·恶寒》作"探吐之后"。

指麻是胃中有湿痰、死血。

## 厥

因痰，用白术、竹沥。

厥者，手足冷也。热厥，逆也，非寒证。因气虚、血虚。

热：承气汤；外感：双<sup>①</sup>解散，加姜汁酒。

## 面寒面热

火起，寒郁热。面寒，退胃热。

## 喉痹

大概多是痰热也，只以桐油吐之，或用射干，逆流水吐。

又方：用李实根皮一片，噙口内；更用李实根，碾，水敷项上，一遭立效。新采园中者。

---

① 双：原脱，据《丹溪心法·厥》补。

# 缠喉风

戴云：属痰热。缠喉风者，谓其咽喉里外皆肿者是也。用桐油，以鹅翎探吐。

又法：用灯油脚探吐之。

又方：用远志去心，水调，敷项上，一遭立效。

# 喉咽生疮并痛

多属虚。血热游行无制，客于咽喉。人参、蜜炙黄柏、荆芥。

虚：人参、竹沥，无实火。热：黄连、荆芥、薄荷、硝石。

上为细末，用蜜、姜汁调噙。

血虚，四物汤中加竹沥。

# 口疮

服凉药不愈者，此中焦气不足，虚火泛上无制，用理中汤，甚者，加附子，或嚥官桂亦可。

又方：用西瓜浆水，口痛甚者，以此徐徐饮之。冬月，紫榴皮烧灰嚥之。

## 酒渣鼻

血热入肺。

四物汤加陈皮、红花、酒炒黄芩，煎，入好酒数滴，就[1] 炒五灵脂末服，效。

又：用桐油入黄连[2]，以天吊藤烧油热[3]，敷之。

## 肺痈

已破入风者不治，搜风汤吐之。出《医垒元戎》

收敛疮口，止有合欢树皮、白蔹煎汤饮之。

---

① 就：《丹溪心法·鼻病》此下有"调"字。

② 连：《丹溪心法·鼻病》此下有"末"字。

③ 热：《丹溪心法·鼻病》作"熟"。

## 肺痿

专主养肺、养血、养气、清金。

## 天疱疮

通圣散及蚯蚓泥略炒，蜜调敷之，妙。

从肚皮上起者，里热发外，还服通圣散可也。

## 漏疮

须先服补药，以生气血，即参、芪、术、归、芎为主，大剂服之。外以附子末[①]，唾和作饼如钱厚，以艾炷灸之。漏大艾炷亦大，漏小艾炷亦小。但灸令微热，不可令痛，干则易之。干研为末，再和再灸。如困则止，来日如前法再灸，直至肉平为效。亦有用附片灸，仍前气血药作膏药贴之。

---

① 末：《丹溪心法·漏疮》此下有"津"字。

## 痔漏

用五倍子、朴硝、桑寄生、莲房煎汤，先熏后洗。肿者，用木鳖子、五倍子研细末，调敷。

漏，专以凉药为主。

**痔漏方**

人参　黄芪　当归　川芎　升麻　枳壳　条芩　槐角[①]

## 肠痈

作湿热、食积治，入风难治。

治漏外塞药：芦甘石小便煅、牡砺粉。

## 结核

或在颈、在项、在身、在臂，如肿毒者，多痰注作核不散。

---

① 角：周氏本此下有"生地"一味。

治耳后、顶门各一块。

僵蚕炒　青黛　胆星　酒大黄

上为末，蜜丸，嚼化之。

颈颊下生痰核，二陈汤加炒大黄、连翘、桔梗、柴胡。

治臂核作痛：连翘、防风、川芎、酒芩、苍术、皂角刺。

治环跳穴痛，防生附骨痈方：以苍术佐黄柏之辛，行以青皮，冬月加桂枝，夏月加条子黄芩，体虚者加土牛膝，以生甘草为使，大料煎，入生姜汁带辣，食前饮之。病甚者，加黄柏、桂枝。十数帖，发不动，少加大黄一两帖；又不动者，恐痛将成矣，急撅地成坑，以火煅红，沃以小便，赤体坐其上，以披席为袍①下体，使②热气熏蒸，腠理开、血气畅而愈。

# 脱肛

气虚，血虚，血热③。

气虚：川芎、人参、黄芪、当归、升麻④。

血虚⑤：四物汤。

血热者：凉血，四物汤加炒黄柏⑥。

---

① 披席为袍：正脉本作"被席围抱"。

② 使：原作"伏"，据庚子本、周氏本改。

③ 气虚血虚血热：正脉本作"气热气虚"。

④ 气虚川芎人参黄芪当归升麻：正脉本作"气虚补气用人参当归黄芪川芎升麻"。

⑤ 血虚：正脉本此下有"者"字。

⑥ 炒黄柏：正脉本作"黄柏炒"。

## 诸目疾烂眼眶方

**七宝膏**　治暴发热壅，有翳膜者，神效。

脑子<sup>①</sup>　辰砂　硇砂　荆芥　薄荷　细辛　葳蕤<sub>去油心膜</sub>　蜜

各等分，烧取烟，点眼。

上粗末如香烧之，以青瓷碗涂蜜少许，覆药上取烟，尽收之。

## 齿痛

用南星为末，霜梅中盦过<sup>②</sup>，取其引涎，荆芥散风热，青盐入肾，常擦，噙之。

## 蛀牙

以芦荟、白胶香为末，塞蛀孔。

---

① 脑子：即龙脑、冰片。
② 中盦过：《丹溪心法·口齿》作"五个"。

凡阳经风热，牙热，大黄、香附各热烧存性等分，青盐擦之。

# 牙齿疏阔

用羊胫灰一两　升麻　黄连各钱

上为末，擦之 ①。

---

① 诸目疾……擦之：正脉本无此 156 字。

## 卷第三

# 妇人科

### 经水

经候过期而作疼者，乃虚中有热，所以作疼。

经水不及期，血热也，四物汤加黄连。

经候将来而作疼者，血实也，桃仁、香附、黄连。

过期乃血少也，川芎、当归，带人参、白术与痰药。

过期，紫黑色有块，血热也，必作痛，四物汤加黄连、香附。

淡色过期者，乃痰多也，二陈汤加川芎、当归。

紫色成块者，乃是热也，四物汤加黄连之类。

痰多，占住血海地位，因而下多者，目必渐昏，肥人如此，南星、苍术、香附、川芎，作丸服。

肥人不及日数而多者，痰多、血虚有热，前方加黄连、白术。若血枯经闭者，四物汤加桃仁、红花。

躯肥脂满经闭者，导痰汤加芎、连，不可服地黄，泥膈故也。如用，以生姜汁炒。

## 血崩

崩之为病，乃血之大下，岂可为寒？但血去后，其人必虚，当大补气血。东垣有治法，但不言热，其主于寒，学者宜再思之。

急则治其标，白芷汤调百草霜。甚者，棕榈皮灰，后用四物汤加干姜调理。因劳者，用参、芪带升补药。因寒者，加干姜。因热者，加黄芩、参、芪。

崩过多者，先服五灵脂末一服，当分寒热。五灵脂能行能止。妇人血崩，用白芷、香附为丸。

白带，用椒目末，又用白芷末。一方：用生狗头骨，烧灰存性，或酒调服，或入药服之。又方：用五灵脂半生半熟为末，以酒调服。

气虚、血虚者，皆于四物汤加人参、黄芪。漏下乃热而虚者，四物汤加黄连。

## 带下赤白

赤属血，白属气，主治燥湿为先。

带、漏俱是胃中痰积流下，渗入膀胱，宜升，无人知此。肥人多是湿痰，海石、半夏、南星、苍术、川芎、椿皮、黄柏；瘦人带病少，如有带者，是热也，黄柏、滑石、川芎、椿皮、海石。甚者，上必用吐，以提其气，下用二陈汤加苍术、白术，仍用丸子。一本作瓦垄子。

又云：赤白带皆属于热，出于大肠、小肠之分。一方：黄荆子炒焦为末，米饮汤下，治白带，亦治心痛。

罗先生治法：或十枣汤，或神佑丸，或玉烛散，皆可用，不可峻攻。实者可用此法，虚则不宜。

血虚者，加减四物汤；气虚者，以参、术、陈皮间与之；湿甚者，用固肠丸。相火动者，于诸药中少加[①]炒柏；滑者，加龙骨、赤石脂；滞者，加葵花；性燥者，加黄连。寒月，少入姜、附，临机应变，必须断厚味。

又方用[②]

良姜　芍药　黄柏二钱。各烧灰　入椿树皮末一两半

上为末，粥为丸，每服三四十丸。

痰气带下者，苍术、香附、滑石、蛤粉、半夏、茯苓。

妇人上有头风、鼻涕，下有白带，南星、苍术、黄柏炒焦、滑石、半夏、川芎、辛夷、牡蛎粉炒、茯苓。

## 白带兼痛风

半夏　茯苓　川芎　陈皮　甘草　苍术炒浸　南星　牛膝酒洗[③]　黄柏酒浸，晒干炒

## 子嗣

肥盛妇人不能孕育者，以其身中脂膜闭塞子宫，而致经事不能行，可用导痰汤之类。

瘦怯妇人不能孕育者，以子宫无血，精气不聚故也，可用四

---

① 少加：原作"加少"，据庚子本、周氏本乙正。

② 又方用：正脉本无此三字。

③ 酒洗：正脉本无此二字。

物汤加① 养血、养阴等药。

## 产前胎动

孕妇人因火动胎，逆上作喘者，急用条黄芩、香附之类。将条芩更于水中沉，取重者用之。

固胎：

地黄半钱　人参　白芍各一钱　白术一钱半　川芎　归身尾一钱　陈皮一钱　甘草二钱　糯米一十四粒　黄连些小　黄柏些小　桑上羊儿藤七叶完者

上㕮咀，煎汤服之。

血虚不安者，用阿胶。痛者，缩砂，行气故也。

一切病不可表。

## 恶阻

从痰治。

戴云：恶阻者，谓妇人有孕，恶心，阻其饮食者是也。肥者有痰，瘦者有热，多用二陈汤。或白术为末，水丸。随所好，或汤或水下。

妇人怀妊爱物，乃一脏之虚。假如肝脏虚，其肝气止能生胎，无余物也。

血块、死血、食积、痰饮成块，在两胁动作，腹鸣，嘈杂，眩晕，身热，时作时止。

黄连一两，一半用茱萸炒，去茱萸；一半益智炒，去益智　山栀半

---

① 加：原脱，据《丹溪心法·子嗣》补。

两，炒　台芎半两　香附一两，用童便浸　萝卜子一两半，炒　山楂一两　三棱　青皮　神曲各半两　莪术半两，用米醋煮　桃仁半两，留尖去皮　白芥子一两半，炒　瓦垄子消血块

为末，作丸子服之。

妇人血块如盘，有孕，难服峻削。

香附四两，醋煮　桃仁一两，去皮尖　海石二①两，醋煮　白术一两

为末，神曲为丸。

## 束胎

**束胎丸**　第八个月服。

黄芩酒炒。夏用一两，秋用七钱半，冬用半两　茯苓七钱半　陈皮二两，忌火　白术二两

粥为丸。

**束胎散**　即达生散。

人参半钱　陈皮半钱　白术　白芍②　归身尾各一钱　甘草二钱，炙　大腹皮三钱　紫苏半钱

或加枳壳、砂仁作一帖，入青葱五叶、黄杨木叶梢十个，煎。待于八九个月，服十数帖，甚得力。或夏加黄芩，冬不必加，春加川芎，或有别证，以意消息。

第九个月服：

黄芩一两，酒炒。宜热药，不宜凉药。怯弱人减半　白术一两　枳壳七钱半，炒　滑石七钱半，临月十日前小便多时，减此一味

---

① 二：正脉本作"一"。
② 芍：原作"莲"，据正脉本改。

上为末，粥为丸，如梧桐子大。每服三十丸，空心热汤下。不可多，恐损元气。

### 安胎

白术、黄芩、炒曲[1]，粥为丸。

黄芩安胎，乃上、中二焦药，能降火下行。缩砂安胎治痛，行气故也。

益母草，即茺蔚子，治产前、产后诸病，能行血养血。

难产作膏：地黄膏、牛膝膏。

### 胎漏

气虚，血虚，血热。

戴云：胎漏者，谓妇人有胎而血漏下者。

### 子肿

湿多。

戴云：子肿者，谓孕妇手足或头面、通身浮肿者是也。用山栀炒一合，米饮汤吞下。《三因方》中有鲤鱼汤。

### 难产

难产之由，亦是八九个月内不谨者。

气血虚故，亦有气血凝滞而不能转运者。

---

① 曲：原作"面"，据周氏本及《丹溪心法·产前》改。

## 催生方

白芷灰　滑石　百草霜

上为末，芎归汤或姜汁调服之。

治胎衣不下，《妇人大全方》别有药[①]。

## 产后

### 血晕

虚火载血，渐渐晕来。用鹿角烧灰，出火毒，研为极细末，以好酒调，灌下即醒，行血极快也。

又方：用韭叶细切，盛于有嘴瓶中，以热醋沃之，急封其口，以嘴塞产妇[②]鼻中，可愈眩晕。

### 产后补虚

人参　白术各一[③]钱　黄芩　陈皮　川芎各半钱　归身尾半钱
甘草三[④]钱，炙　有热加生姜三钱　茯苓一钱

必用大补气血，虽有杂证，以末治之。当清热，补血气。

### 消血块

滑石二钱　没药一钱　麒麟竭一钱，无则[⑤]牡丹皮

为末，醋糊作丸。

---

① 药：正脉本作"治法"。
② 妇：原脱，据庚子本、周氏本补。
③ 一：正脉本作"二"。
④ 三：正脉本作"一"。
⑤ 则：正脉本此后有"用"字。

瓦垄子能消血块。

## 泄

川芎　黄芩　白术　茯苓　干姜　滑石　白芍炒　陈皮

㕮咀，煎汤服。

## 恶露不尽

谓产后败血所去不尽，在小腹作痛。五灵脂、香附末、蛤粉，醋丸。甚者入桃仁不去尖。

如恶血不下，以五灵脂为末，神曲糊丸，白术陈皮汤下。

## 中风

不可作风治，切不可以小续命汤服之。必大补气血，然后治痰，当以左右手脉，分其气血多少而治。口眼㖞斜，不可服小续命汤。

## 发热恶寒

大发热，必用干姜，轻用茯苓，淡渗其热。一应苦寒及① 发表药，皆不可用也。才见身热，便不可表。发热恶寒，皆是血虚②。

左手脉不足，补血药多于补气药；右手脉不足，补气药多于补血药。

---

① 及：原作"热"，据周氏本改。
② 血虚：原作"气血"，据《丹溪心法·产后》改。

恶寒发热、腹满者，当去恶血。腹<sup>①</sup>满者不是，腹痛者是。

产后不可下白芍，以其酸寒伐生发之气故也。

产后一切病，皆不可发散。

# 小儿科

小儿食积、痰热、伤乳为病，大概肝与脾病多。

小儿肝病多，及大人亦然。肝只是有余，肾只是不足。

### 吐泻黄胆

三棱　莪术　陈皮　青皮　神曲　麦芽　甘草　白术　茯苓
黄连

上为末，水调服。

伤乳吐泻者，加山楂；时气吐泻者，加滑石；发热者，加
薄荷。

吐泻，用益元散，钱氏五补、五泻之药俱可用。

### 急慢惊风

发热口疮<sup>②</sup>，手心伏热，痰热，痰喘，痰嗽。

并用涌<sup>③</sup>法，重则用瓜蒂散，轻则用苦参、赤小豆末，须酸

---

① 腹：正脉本作"脉"。
② 疮：《丹溪心法·小儿》作"禁"。
③ 涌：原作"通"，据《丹溪心法·小儿》改。

蕾汁调服吐之。后用通圣散，蜜丸服之。

惊有二证：一者热痰，主急惊，当直泻之；一者脾虚，乃为慢惊，所主多死，当养脾。

东垣云：慢惊者，先实脾土，后散风邪。

急者，只用降火、下痰、养血；慢者，只用朱砂安神丸，更于血药中求之。

### 黑龙丸

牛胆南星　礞石各一两。焰硝等分，煅　天竺黄　青黛各半两芦荟[①]二两半　朱砂三钱　僵蚕五分　蜈蚣二钱半，火[②]烧存性

上为细末，煎甘草汤膏，丸如鸡头大。每服一丸或二丸。急惊，薄荷汤下；慢惊，桔梗白术汤下。

### 神圣牛黄夺命散

槟榔半两　木香三钱　大黄二两，面裹煨熟为末　白牵牛一两，一半炒，一半生用　黑牵牛粗末，一半生用，一半炒用

上为一处，研作细末，入轻粉少许。每服二钱，用蜜浆水调下，不拘时候，微利为度。


### 疳病

### 胡黄连丸

胡黄连半钱，去果积　阿魏一钱半，醋煮，去肉积　麝香四粒　神曲二钱半，去食积　黄连二钱半，炒，去热[③]积

上为末，猪胆汁丸，如黍米大。每服二十丸，白术汤下。

---

① 芦荟：庚子本、周氏本均作"陀僧"。
② 火：正脉本无此字。
③ 热：原作"食"，据正脉本改。

小儿疳病腹大：胡黄连丸二十丸，白术汤下。

## 痘疮

分气虚、血虚，补之。

气虚用人参、白术，加解毒药。

但见红点，便忌升麻葛根汤，恐<sup>①</sup>发得表虚也。

吐泻少食为里虚，不吐泻能食为<sup>②</sup>实。里实而补，则结痈肿。陷伏倒靥、灰白为表虚，或用烧人屎；黑陷甚者，烧人屎；红活绽凸为表实，而后<sup>③</sup>用表药，则要<sup>④</sup>溃烂不结痂。二者俱见，为表里俱虚。

痘疮，或初出，或未出时，人有患者，宜预服此药。多者令<sup>⑤</sup>少，重者令轻。方用丝瓜近蒂三寸，连瓜子、皮烧灰存性，为末，砂糖拌，干<sup>⑥</sup>吃。入朱砂末亦可。

### 解痘疮毒药

丝瓜　升麻　酒芍药　甘草生用　糖球　黑豆　犀角　赤小豆

解痘疮法：已出未出皆可用。朱砂为末，以蜜水调服。多者可减，少者可无。

---

① 恐：原脱，据《丹溪心法·痘疮》补。
② 为：《丹溪心法·痘疮》此下有"里"字。
③ 后：正脉本作"复"。
④ 要：《丹溪心法·痘疮》作"反"。
⑤ 令：原作"合"，据《丹溪心法·痘疮》改。下句"令"字同。
⑥ 干：原脱，据《丹溪心法·痘疮》补。

## 腹胀

萝卜子蒸　紫苏梗　陈皮　干姜各等分　甘草减半

食减者加白术，煎服。

## 夜啼

人参一钱半　黄连一钱半，姜汁炒　甘草半钱　竹叶二①十片

作二服，加姜一片，煎服之。

## 口糜

戴云：谓满口生疮者便是。江茶、粉草敷之。

又方：苦参、黄丹、五倍子、青黛各等分，敷之。

## 脱囊肿大

戴云：脱囊者，阴囊肿大、坠下不收上之说。

木通　甘草　黄连　当归　黄芩

煎服。

脱囊，紫苏叶为末，水调敷上，荷叶裹之。

## 脱肛

戴云：脱肛者，大肠脱下之说。

东北方陈壁上土，汤泡，先熏后洗。亦可用脱囊药服之。

---

① 二：庚子本、周氏本均作"三"。

## 木舌

戴云：木舌者，舌肿硬不和软也。又言重舌者，亦是此类。二者盖是热病，用百草霜、滑石、芒硝，为末，酒调敷。

## 瘾疹

黑斑、红斑、疮痒，用通圣散调服。

## 咯红

戴云：咯红者，即唾内有血，非吐血与咳血。

黑豆　甘草　陈皮

煎服。

## 吃泥

胃热故也。

软石膏　甘草　黄芩　陈皮　茯苓　白术

煎服。

## 痢疾

食积：

黄芩　黄连　陈皮　甘草

煎服。赤痢加红花、桃仁，白痢加滑石末。

食积痢：

炒曲　苍术　滑石　芍药　黄芩　白术　甘草　陈皮　茯苓

上㕮咀，煎，下保和丸。

## 解颅

乃是母气虚与热多耳。

戴云：即初生小儿头上骨未合而开者。上以四君子汤、四物汤，有热加酒芩、炒黄连、生甘草，煎服；外以帛束紧，用白蔹末敷之。

## 蛔虫

楝树根为君，佐以二陈汤，煎服。

## 口噤

郁金、藜芦、瓜蒂为末，搐鼻。

## 风痰

南星半两，切　白矾半两入器中，水高一指浸，晒干研细末入<sup>①</sup>　白附子二两

用飞白面为丸，如鸡头大。每服一丸或二丸，姜蜜薄荷汤化下服之。

## 癞头

用红炭焠<sup>②</sup>长流水令热，洗之。又服酒制通圣散，除大黄酒炒外，以胡荽子、伏龙肝、悬龙尾<sup>③</sup>、黄连、白矾为末，调敷。

---

① 入：正脉本无此字。
② 焠（cuì 翠）：烧，灼。同淬。《灵枢·寿夭刚柔》："刺布衣者，以火焠之。"
③ 悬龙尾：即房屋中大梁上所积的灰尘。

又方用①：

松树厚皮烧灰，二②两　白胶香二两，熬沸倾石上　黄丹一两，飞

白矾半两，火飞　软石膏一两　黄连半两　大黄五钱　轻粉四厘③

上极细末，熬熟油调敷疮上。须先洗了疮口，敷乃佳④。

## 赤瘤

生地黄、木通、荆芥，苦药带表之类，用巴蕉油涂患处。

## 鼻赤

雄黄、黄丹同敷。

一小儿好吃粽，成腹痛。黄连、白酒药为末，调服乃愈⑤。

---

① 用：正脉本无此字。
② 二：正脉本作"一"。
③ 厘：正脉本作"蚕"。
④ 佳：原作"信"，据正脉本改。
⑤ 一小儿……乃愈：此段20字，《丹溪心法》在"小儿腹胀"条下，疑衍。

# 附 录

## 火岂君相五志俱有论

火之为病，其害甚大，其变甚速，其势甚彰，其死甚暴。何者？盖能燔灼焚焰，飞走狂①越，消烁于物，莫能御之。游行乎三焦，虚实之两途。曰君火也，犹人火也；曰相火也，犹龙火也。火性不妄动，能不违道于常，以禀位听命营运造化，生存之机矣。

夫人在气交之中，多动少静，欲不妄动，其可得乎？故凡动者皆属火。龙火一妄行，元气受伤，势不两立，偏胜则病移他经，事非细故，动之极也，病则死矣。经所②谓一水不胜二火之火，出于天造。君相之外，又有厥阴脏腑之火，根于五志之内，六欲七情激之，其火随起。大怒则火起于肝，醉饱则火起于胃，房劳则火起于肾，悲哀动中则火起于肺。心为君主，自焚则死矣。丹溪又启火出五脏主病，曰：诸风掉眩，属于肝火之

---

① 狂：原作"在"，据正脉本改。

② 所：此下原有"以"字，据周氏本删。

动也。诸痛疮①疡，属于心火之用也。诸气膹郁②，属于肺火之升也。诸湿肿满，属于脾火之胜也。经所谓一水不胜五火之火，出自人为。

又考《内经》病机一十九条内举属火者五：诸热瞀瘈，皆属于火；诸禁鼓③栗，如丧神守，皆属于火；诸逆冲④上，皆属于火；诸躁⑤狂越，皆属于火；诸病胕肿，疼酸惊骇，皆属于火。而河间又广其说，火之致病者甚多，深契《内经》之意。曰：喘呕吐酸、暴注下迫、转筋、小便混浊、腹胀大⑥鼓之有声、痈疽疡疹、瘤气结核⑦、吐下霍乱、瞀郁肿胀、鼻塞鼻衄、血溢血泄、淋闭、身热恶寒、战栗惊惑、悲笑谵妄、衄蔑血污之病，皆少阴君火之火，乃真心小肠之气所为也。若瞀瘈暴喑、冒昧、躁扰狂越、骂詈惊骇、胕肿酸疼、气逆上冲、禁栗如丧神守、嚏呕、疮疡、喉喑、耳鸣及聋、呕涌溢、食不下、目昧不明、暴注、瞤瘈、暴病暴死，此皆少阳相火之热，乃心包络三焦之气所为也。是皆火之变见于诸病也。谓为脉，虚则浮大，实则洪数。药之所主，各因其属。君火者，心火也，可以湿伏，可以水灭，可以直折，惟黄连之属可以制之；相火者，龙火也，不可以湿折之，从其性而伏之，惟黄柏之属可以降之。噫！泻火之法，岂止如此，虚实多端，不可不察。以脏气司之：如黄连泻心火，黄芩泻肺火，芍药泻脾火，柴胡泻肝火，知母泻肾火，此皆苦寒之

---

① 痛疮：二字原倒，据正脉本乙正。

② 膹（fèn）郁：证名。指呼吸气促、胸闷痞满不适。

③ 禁鼓：正脉本作"惊禁"。

④ 逆冲：正脉本作"气逆"。

⑤ 躁：正脉本此字下有"扰"字。

⑥ 大：原作"火"，据正脉本改。

⑦ 核：原作"咳"，据正脉本改。

味，能泻有余之火耳。若饮食劳倦，内伤元气，火不两立[①]，为阳虚之病，以甘温之剂除之，如黄芪、人参、甘草之属。若阴微阳强，相火炽盛，以乘阴位，日渐煎熬，为火虚之病，以甘寒之剂降之，如当归、地黄之属。若心火亢极，郁热内实，为阳强之病，以咸冷之剂折之，如大黄、朴硝之属。若肾水受伤，其阴失守，无根少[②]火，为水[③]虚之病，以壮水之剂制之，如生地黄、玄参之属。若右肾命门火衰，为阳脱之病，以温热之剂济之，如附子、干姜之属。若胃虚过食冷物，抑遏阳气于脾土，为火郁之病，以升散之剂发之，如升麻、干葛、柴胡、防风之属。不明诸此之类，而求火之为病，施治何所依据？故于诸经集略其说，略备处方之用，庶免实实虚虚之祸也。

# 气属阳动作火论

捍卫冲和不息之谓气，扰乱妄动变常之谓火。当其和平之时，外护其表，复行于里，周流一身，循环无端，出入升降，继而有常，源出中焦，总统于肺，气曷尝病于人也？及其七情之交攻，五志之间发，乖戾失常，清者遽变之为浊，行者抑遏而反止，表失卫护而不和，内失健悍而少降，营运渐远，肺失主持，

---

① 立：原作"并"，据正脉本改。
② 少：正脉本作"之"。
③ 水：原脱，据周氏本补。

妄动不已，五志厥阳①之火起焉；上燔于肺，气乃病焉。何者？气本属阳，反胜则为火矣。

河间有②曰：五志过极则为火也。何后世不本此议，而一概类聚香辛燥热之剂，气作寒治，所据何理？且言七气汤制作，其用青皮、陈皮、三棱、蓬术、益智、官桂、甘草，遂以为平和可常用，通治七情所伤，混同一意，未喻其药以治真气。以下诸气，尤有甚焉者，兹不复叙。况所居之情，各各不同。且夫经言九气之变，未尝略而不详。如怒则气上，喜则气缓，悲则气消，恐则气下，寒则气收，热则气泄，惊则气乱，劳则气耗，思则气结。其言治法，高者抑之，下者举之，寒者热之，热者寒之，惊者平之，劳者温之，结者散之，喜者以恐升之，悲者以喜胜之。九气之治，各有分别，何尝混作寒治论，而类聚香热之药，通言而治诸气，岂理之谓软？若香辛燥热之剂，但可劫滞气，冲快于一时，以其气久抑滞，借此暂行开发之意。药中无佐使制伏所起之气，服之，甚则增炽郁火，蒸熏气液而成积，自积滋长而成痰③。气乃氤氲清虚之象，若雾露之着物，虽滞易散。内挟痰积，开而复结，服之日久，安有气④实而不动，气动而不散者乎？此皆人所受误之由，习俗已久，相沿而化，卒莫能救。升发太过，香辛散气，燥热伤气，真气耗散，浊气上腾，犹曰肾虚不能摄气归原，遂与苏子降气汤、四磨汤，下黑锡丹、养气丹镇坠上升之气。且硫黄、黑锡佐以香热，又无补养之性，借此果能生气而补

---

① 阳：原作"阴"，据正脉本改。

② 有：正脉本无此字。

③ 痰：此下原衍"一饮下膈"四字，据庚子本及周氏本删。

④ 气：正脉本作"虚"。

肾乎？请熟详之。夫湿痰盛甚者，亦或当之。初服未显增①变，由其喜坠而愈进，形质弱者，何以收救？不悟肺受火炎，子气亦弱，降令不行，火无以制，相扇而动，本势空虚，命绝如缕，积而至深，丹毒济火，一旦火气狂散，喘息奔急而死。所以有形丹石丸药，重坠无形之气，其气将何抵受随而降之乎？譬以石投水，水故②未尝沉也，岂不死欤！

丹溪有曰：上升之气，自肝而出，中挟相火，其热愈甚，自觉身③冷，非真冷也。火热似水，积热之甚，阳亢阴微，故有此证。认假作真，似是之祸可胜言哉！《内经》虽云百病皆生于气，以正气受邪之不一也。今七情伤气，郁结不舒，痞闷壅塞，发为诸病，当详所起之因。滞于何经，上④下部分脏气之不同；随经用药，有寒热温凉之同异。若枳壳利肺气，多服损胸中至高之气；青皮泻肝气，多服损真气。与夫木香之行⑤中下焦气、香附之快滞气、陈皮之泄气、藿香之馨香上行胃气、紫苏之散表气、厚朴之泻卫气、槟榔之泻至高之气、沉香之升降其气、脑麝之散真气，若此之类，气实可宜。其中有行散者，有损泄者，其过剂乎？用之能却气之标，而不能治气之本。岂可又佐以燥热之药，以火济火，混同施⑥治诸气，使之常服、多服可乎？

气之与火，一理而已，动静之变，反化为二。气作火论，治与病情相得。丹溪《发挥》论云：冷生气者，出于高阳生之谬言

---

① 增：原作"憎"，据正脉本改。
② 故：正脉本作"固"。
③ 身：原作"无"，据《薛氏医案·平治荟萃》改。
④ 上：正脉本此字前有"有"字。
⑤ 行：原作"汗"，据正脉本改。
⑥ 施：原作"谓"，据《薛氏医案·平治荟萃》改。

也。自非身<sup>①</sup>受寒气、口食寒物而足论寒者，吾恐十之无一二也。

## 血属阴难成易亏论

《内经》曰：荣者，水谷之精也。和调五脏，洒陈于六腑，乃能入于脉也。源源而来，生化于脾，总统于心，藏贮于<sup>②</sup>肝，宣布于肺，施泄于肾，灌溉一身。目得之而能视，耳得之而能听，手得之而能摄，掌得之而能握，足得之而能步，脏得之而能液，腑得之而能气。是以出入升降濡润宣通者，由此使然也。注之于脉，少则涩，充则实。常以饮食日滋，故能阳生阴长，取汁<sup>③</sup>变化而赤为血也。生化旺，则诸经恃此而长养；衰耗竭，则百脉由此而空虚，可不谨养哉！故曰：血者，神气也。持之则存，失之则亡。是知血盛则形盛，血弱则形衰。神静则阴生，形役则阳亢，阳盛则阴必衰，又何言阳旺而生阴血也？

盖谓血气之常，阴从乎阳，随气运行于内，而无阴以羁束，则气何以树立？故其致病也易，而调治也难。以其比阳，常亏而又损之，则阳易亢、阴易乏之论，可以见矣。诸经有云：阳道实，阴道虚。阳道常饶，阴道常乏；阳常有余，阴常不足。以人之生也，年至十四而经行，至四十九而经断，可见阴血之难成

---

① 自非身：原作"身非自"，据正脉本改。

② 贮于：原作"于脾"，据周氏本改。

③ 取汁：原作"取汗"，正脉本作"液汗"，据周氏本改。

易亏。知此阴气<sup>①</sup>亏伤，所变之证，妄行于上则吐衄，衰涸于外则虚劳，妄返于下则便红，稍血热则膀胱癃闭溺血，渗透肠间则为肠风，阴虚阳搏则为崩中，湿蒸热瘀则为滞下，热极腐化则为脓血。火极似水，血色紫黑；热盛于阴，发为<sup>②</sup>疮疡；湿滞于血，则为痛痒瘾疹；郁于<sup>③</sup>皮肤，则为冷痹。蓄之在上，则人喜忘；蓄之在下，则为喜狂。堕恐跌仆，则瘀恶内凝。若分部位，身半以上，同天之阳；身半以下，同地之阴。此特举其所显之证者。治血必血属之药，欲求血药，其四物之谓乎？河间谓随证辅佐，谓之六合汤者，详言之矣。余故陈其气味专司之要，不可不察。夫川芎，血中之气药也，通肝经，性味辛散，能行血滞于气也；地黄，血中血药也，通肾经，性味甘寒，能生真阴之虚也；当归分三，治血中主药，通肾经，性味辛温，全用能活血，各归其经也；芍药，阴分<sup>④</sup>药也，通脾经，性味酸寒，能和血气腹痛也。若求阴药之属，必于此而取则焉。《脾胃论》有云：若善治者，随经损益，损<sup>⑤</sup>其一二味之所宜为主治可也。此特论血病，而求血药之属者也。

若气虚血弱，又当从长沙。血虚以人参补之，阳旺则生阴血也。若四物者，独能主血分受伤，为气不虚也。辅佐之属，若桃仁、红花、苏子、血竭、牡丹皮者，血滞所宜；蒲黄、阿胶、地榆、百草霜、棕灰者，血崩所宜；乳香、没药、五灵脂、凌霄花者，血痛所宜；苁蓉、锁阳、牛膝、枸杞子、益母草、夏枯草、

---

① 气：此下原衍"一"字，据周氏本删。
② 为：原作"于"，据周氏本改。
③ 郁于：原脱，据周氏本补。
④ 阴分：二字原倒，据正脉本乙正。
⑤ 损：周氏本作"益"。

败龟板者，血虚所宜；乳酪，血液之物，血燥所宜；干姜、桂者，血寒所宜；生地黄、苦参，血热所宜。此特取其正治之大略耳，以其触类而长，可谓无穷之应变矣。

## 滞下辩论

滞下之病，尝见世方以赤白而分寒热，妄用兜涩燥剂止之。或言积滞，巴硇丸药攻之；或指湿热，而与淡渗之剂利之。一偏之误，可不明辩乎？谨按《原病式》所论，赤白同于一理，反复陈喻，但不熟察耳。果肠胃积滞不行，法当辛苦寒凉药，推陈致新，荡涤而去，不宜巴硇毒热下之。否则，郁结转甚，而病变危者有之矣。若泻痢不分两证，混言湿热，不利小便，非其治也。

夫泄者，水谷湿之象；滞下者，垢瘀之物，同于湿热而成。治分两歧，而药亦异。若淡渗之剂，功能散利水道，浊流得快，使泄自止。此有无之形，岂可与滞下混同论治而用导滞行积可乎？其下痢出于大肠传送之道，了不干于肾气。所下有形之物，或如鱼脑，或下如豆汁，或便白脓，或下纯血，或赤或白，或赤白相杂，若此者，岂可与泻混同论治而用淡渗利之可乎？

尝原其本，皆由肠胃日受饮食之积，余不尽行，留滞于内，湿蒸热瘀，郁结日深，伏而不作；时逢炎暑大①行，相火司令，又调摄失宜，复感酷热之毒，至秋阳气始收，火气下降，蒸发蓄

---

① 大：原做"不"，据周氏本改。

积，而滞下之证作矣。以其积滞之下<sup>①</sup>行，故名之曰滞下。其湿热瘀积，干于血分则赤，干于气分则白，赤白兼下，气血俱受邪矣。久而不愈，气弱<sup>②</sup>不运，脾积不磨，陈积脱滑下凝，犹若鱼脑矣。甚则肠胃空虚，关司失守，浊液并流，色非一类，错杂混下注出，状如豆汁矣。若脾气下陷，虚坐努责，便出色如白脓矣。其热伤血深，湿毒相瘀，粘结紫色，则紫黑矣。其污浊积而欲出，气滞而不与之出，所以下迫窘痛，后重里急，至圊而不能便，总行频并亦少，乍起乍止<sup>③</sup>而不安，此皆大肠经有所壅遏窒碍，气液不得宣通故也。

众言难处，何法则可求之？长沙论云：利之可下者，悉用大黄之剂，可温者，悉用姜、附之类，何尝以巴硇热毒下之、紧涩重药兜之？又观河间立言，后重则宜下，腹痛则宜和，身重则宜温，脉弦则去风。脓血粘稠以重药竭之，身冷自汗以重药温之。风邪内束宜汗之，鹜溏为痢当温之。在表者汗之，在里者下之，在上者涌之，在下者竭之。身表热者内疏之，小便涩者分利之。用药轻重之别，又加详载。行血则便脓<sup>④</sup>自愈，调气则后重自除，治实治虚之要论。而丹溪又言<sup>⑤</sup>大虚大寒者，其治验备载《局方发挥》。观此诸<sup>⑥</sup>法，岂可胶柱而调瑟？又有胃弱而闭不食，此名噤口痢，古<sup>⑦</sup>方未有详论者。以《内经》大法推之，内格呕逆，火起炎上之象。究乎此，则胃虚木火乘之，是土败木贼也，见此

---

① 下：原作"滞"，据周氏本改。

② 弱：正脉本作"血"。

③ 乍起乍止：正脉本作"乍止乍起"。

④ 脓：原脱，据正脉本补。

⑤ 言：正脉本作"谓"。

⑥ 诸：正脉本作"治"。

⑦ 古：原作"七"，据周氏本改。

多成危候。

# 三消①之疾燥热胜阴

尝读刘河间先生三消之论，始言天地六气五味，以配养人身六位②五脏，而究乎万物之源；终引《内经》论渴诸证，以辩乎世方热药之误。此比物立象，反复详明，非深达阴阳造化之机者，孰能如是耶？请陈其略。夫经中有言心肺气厥而渴者，有肾热而渴者，有言胃与大肠结热而渴者，有言脾痹而渴者，有因小肠痹热而渴者，有因伤饱肥甘而食渴者，有因醉饱入房而渴者，有因远行劳倦、遇天热而渴者，有因伤害胃干而渴者，有因肾热而渴者，有因痛风而渴者。虽五脏之部分不同，而病之所遇各异，其为燥热之疾③，一也。三消之热，本湿寒之阴气衰，燥热之阳气太甚，皆因乎饮食之饵④失节，肠胃干涸，而气液不得宣平。或耗乱精神，过违其度；或因大病，阴气损而血液衰虚，阳气悍而燥热郁甚；或因久嗜咸物，恣⑤食炙煿，饮食过度；亦有年少服金石丸散，积久，实⑥热结于胸中⑦，下焦虚热，血气不能

---

① 消：原作"焦"，据正脉本改。
② 位：正脉本作"味"。
③ 为燥热之疾：原作"功燥热之液"，据正脉本改。
④ 饵：《薛氏医案·平治荟萃》作"饥饱"二字。
⑤ 恣：原作"恐"，据正脉本改。
⑥ 实：刘河间《三消论》作"石"。
⑦ 胸中：原脱，据刘河间《三消论》补。

制实①热，燥甚于肾②，故渴而引③饮。

若饮水多而小便多者，名曰消渴；若饮食多而不甚渴，小便数而消瘦者，名曰消中；若渴而饮水不绝，腿消瘦，而小便有脂液者，名曰肾消。此三消者，其燥热同也。故治疾者，补肾水阴寒之虚，而泻心火阳热之实，除肠胃燥热之甚，济一④身津液之衰。使道路散而不结，津液生而不枯，气血利而不涩，则病日已矣。岂不以滋润之剂，养阴以制燥，滋水而充液哉！何故泄泻⑤消渴多者，不知其书，谓因下部肾水虚，不能制其上焦心火，使上实热而多烦渴，下虚冷而多小便。若更服寒药，则元气转虚，而下部肾水转衰，则上焦心火尤难治也。但以暖⑥药补养元气，若下部肾水得实，而胜退上焦心火，则自然渴止，小便如常而病愈也。吁！若此未明阴阳虚实之道也。

夫肾水属阴而本寒，虚则为热；心火属阳而本热，虚则为寒。若肾水阴虚，则心火阳实，是谓阳实阴虚，而上下俱热矣。以彼人⑦言，但见消渴数溲，妄言为下部寒尔，岂知肠胃燥热怫郁使之然也。且夫寒物属阴，能养水而泻心；热物属阳，能养火而耗肾⑧。今肾水既不能胜心火，则上下俱热，奈何以热⑨养肾

---

① 实：刘河间《三消论》作"石"。

② 肾：刘河间《三消论》作"胃"。

③ 引：原作"不"，据刘河间《三消论》改。

④ 一：原脱，据正脉本补。

⑤ 泻：正脉本作"漏"。

⑥ 暖：原作"缓"，据正脉本改。

⑦ 人：《玉机微义·消渴门》作"之"。

⑧ 肾：正脉本作"水"。

⑨ 热：《玉机微义·消渴门》此下有"药"字。

水，欲令胜心火，岂不暗哉！彼①所②谓水气实者必能制火，虚则不能制火。故阳实阴虚，而热燥其液，小便淋而常少；阴实阳虚，不能制水，小便利而常多。此又不知消渴小便多者，盖燥热太甚，而三焦肠胃之腠理怫郁结滞，致密壅塞，而水液不能渗泄浸润于外，以养乎百骸。故肠胃之外，燥热太甚，虽多饮水入于肠胃之内，终不能浸润于外，故渴不止而小便多。水液既不能渗泄浸润于外，则阴燥竭而无以自养，故久而多变为聋盲、疮疡、痤痱之类而危殆。其为燥热伤阴也，明矣。

## 泄泻从湿治有多法

泄泻者，水湿③所为也。由湿本土，土乃脾胃之气也。得此证者，或因于内伤，或感于外邪，皆能动乎脾湿。脾病则升举之气下陷，湿变注泻④，并出大肠之道，以胃与大肠同乎阳明一经也。经⑤云湿可成泄，垂教治湿大意而言。后世方论泥云：治湿不利小便，非其治也。故凡泄泻之药，多用淡渗之剂利之。下久不止，不分所得之因，遽以为寒，而用紧涩热药兜之。

夫泄有五：飧泄者，水谷不化而完出，湿兼风也；溏泄者，所下汁积粘垢，湿兼热也；鹜泄者，所下澄澈清冷，小便清白，

① 彼：原作"后"，据正脉本改。
② 所：原作"不"，据周氏本改。
③ 湿：原作"泻"，据周氏本改。
④ 泻：原脱，据周氏本补。
⑤ 经：原脱，据周氏本补。

湿兼寒也；濡泄者，体重软弱，泄下多水，湿自甚也；滑泄者，久下不能禁固，湿胜气脱也。若此有寒热虚实之不同，举治不可执一而言，谨书数法于后。

夫泄有宜汗解者，经言：春伤于风，夏必飧泄。又云：久风为飧泄。若《保命集》云用苍术、麻黄、防风之属是也。有宜下而保安者。若长沙言下痢脉滑而数者，有宿食也，当下之。下利已瘥，至其时复发者，此为下未尽，更下之安，悉用大承气汤加减之剂。有宜化而得安者，《格致余论》：夏月患泄，百方不效，视之，久病而神不<sup>①</sup>瘁，小便少而不<sup>②</sup>赤，脉滑而颇弦，格闷食减。因悟此久积所为，积湿成痰，留于肺中，宜大肠之不固也。清其源则流自清，以茱萸等作汤，温服一碗许，探喉中，一吐痰半升，如利减半，次早晨饮，吐半升而利止。有以补养而愈者，若《脾胃论》言脉弦、气弱自汗、四肢发热、大便泄泻，从黄芪建中汤。有宜调和脾湿而得止者，若洁古言曰：四肢懒倦，小便不利，大便走泄，沉困，饮食减少，以白术、芍药、茯苓加减治之。有宜升举而安者，若《试效方》言：胃中湿，脾弱不能运，食下则为泄，助甲胆风胜以克之，以升阳之药羌活、独活、升麻、防风、炙甘草之属。有宜燥湿而后除者，若《脾胃论》言：土<sup>③</sup>湿有余，脉缓，怠惰嗜卧，四肢不收，大便泄泻，从平胃散。有宜寒凉而愈者，若长沙言：协热自利者，黄芩汤主之。举其湿热之相宜者，若长沙言下利、脉迟紧、痛未欲止，当温之；下利、心痛，急当救里；下利清白、水液澄澈，可与理中、四逆汤

---

① 不：原作"亦"，据《格致余论·治病必求其本论》改。
② 不：原脱，据《格致余论·治病必求其本论》补。
③ 土：正脉本作"上"。

辈。究其利小便之相宜者，河间言湿胜则濡泄，小便不利者，可与五苓散、益元散分导之。以其收敛之相宜者，东垣言寒滑、气泄不固，制诃子散涩之。

以上诸法，各有所主，岂①独利小便而湿动也？岂独病因寒，必待龙骨、石脂紧重燥毒之属涩之？治者又当审择其说，一途取利，约而不博，可乎？

①岂：原作"宜"，据周氏本改。

# 校注后记

## 一、作者简介

朱震亨（1282—1358），字彦修，号丹溪，浙江婺州义乌（今浙江省金华市义乌）人。朱丹溪是我国金元时期的著名医家之一，"滋阴派"创始人，与"寒凉派"刘完素（河间）、"攻下派"张从正（子和）、"补土派"李杲（东垣）合称金元四大家。朱氏为金元四大家中最晚出的一家，他继承了河间学说，并吸取了张子和、李东垣之长，然后融进自己的心得，提出了"阳常有余，阴常不足"及"湿热相火"为病的理论，创立滋阴学说。著有《格致余论》《局方发挥》《本草衍义补遗》等，门人整理的著作更是众多。

戴思恭（1324—1405），字原礼，号肃斋，浙江婺州浦江（今浙江省诸暨市马剑镇）人，是朱丹溪的入室弟子，也是元末明初著名医学家。戴原礼为三朝御医，历经朱元璋、朱允炆、朱棣三代，曾被授予迪功郎、任正八品御医、太医院使等职位，有"明代医学之冠"美誉。戴氏家族世代业儒，世医也有数代，戴原礼父亲戴士尧（又作戴尧，字仲积）早年弃儒从医，叔叔戴良（字叔能）是当时著名的文学家。戴原礼自小耳濡目染，儒医皆通，20岁时和弟戴思温一起跟随父亲从学于朱丹溪，直至朱丹溪去世，学习了 15 年，《戴氏家谱》中记载其"十余往返其与讲学"深得丹溪之学，被后世称为"震亨高弟"。洪武二十五年（1392）入朝为御医，永乐三年（1405）辞归故里，逾月二卒，享年 82 岁。戴氏有《丹溪先生金匮钩玄》《推求师意》《丹溪医案》等著作。

## 二、书名演变及作者考证

《丹溪先生金匮钩玄》三卷，《中国医籍提要》谓其刊行于 1358 年。

本书书名屡经更迭。陈汉雄所著《戴原礼医论》（上海科学技术文献出版社 1999 年 1 月出版）及《〈戴原礼医论〉文献引证的探讨》（《中华医史杂志》2003 年第 1 期）、史常永所撰《赵良仁〈丹溪药要或问〉的新发现及其他》（《中国医药学报》1996 年第 5 期）对书名的演变过程进行分析认为：该书 1481 年前原名《平治荟萃》[据明成化十七年（1481）程充重订校刊《丹溪心法·序》]，直到 1484 年才有《钩玄》之名 [据明成化二十年（1484）卢和《丹溪先生医书纂要·凡例》]，清代曾因避康熙名讳而将"钩玄"改为"钩元"。永乐乙酉年（1405）郑沂为戴思恭所作《明奉政大夫太医院使显一府君行状》记载："公著有《推求师意》《本草摘抄》传于世，尝编《丹溪医论》已镌梓。"陈汉雄以《推求师意》开篇所论，反证《本草摘抄》与《金匮钩玄》为同书异名之作；又史常永考《丹溪先生医书纂要·凡例》"门人各为增录，名《荟萃》《钩玄》《心法》《师友渊源》等书，固亦遗漏尚多"后，认为《平治荟萃》《金匮钩玄》本名应为《丹溪语录》。

有关该书的整理者及整理方式亦说法不一。多数记载由戴原礼整理，但整理方式记载各有不同。作者也一直存在争议。明成化二十一年（1485）山阳沈纯刻本题"后学浦江戴原礼校正"；明万历二十九年（1601）《古今医统正脉全书》本题"门人戴原礼录"。而《明史》、李濂《医史》、《四库全书总目提要》都认为，该书出自丹溪之手而经戴原礼校订增补而成。由于宋濂《故丹溪先生朱公石表辞》、戴良《丹溪翁传》都未载此书，故清代周学海认为是"戴原礼节抄其师朱丹溪医案中语"，掇集成篇。而史常永则认为，《金匮钩玄》不是由戴原礼手录订正的。至于附余六篇大论，《戴原礼医论》认为：书末所附六篇"医论"不著于目录，可能是书林坊间辑植所为。我们认为，本书系丹溪授徒语言《丹溪语录》，即清嘉庆七年（1802）《义乌县志》记录的朱震亨《治法语录》一卷，经戴氏整理增补而成。从本书的内容来看，其论病大旨不出气血、痰郁，与丹溪的学术思想是一致的；从体例来看，每病症下简明地阐述病因病机、方药运用，似属丹溪之语。而文中的"戴曰"，对正文进行提示归纳，往往起到"补注"的作用。至于附余六篇大论，其主旨即是发挥丹溪之学，是为戴原礼所增补。从文辞来看，其言辞简练，类似"语录"，属门人在老师授课或侍诊时随手记录下来，故有许多病症的残缺不全。故我们认为，作者以明成化二十一年（1485）山阳沈纯刻本为"戴原礼校正"、明万历二十九年（1601）《古今医统正脉全书》本题"门人戴原礼录"为据，应该为"戴思恭校正"的著录方式更合适。

## 三、版本情况及著述特点

《丹溪先生金匮钩玄》是署名丹溪所撰众多医籍中的一种，同时也是众多署名"丹溪"系列著述的蓝本，诸如《丹溪心法》《丹溪心法类集》《丹溪纂要》《丹溪心法附余》《丹溪先生治法心要》等，均源出于本书。《丹溪先生金匮钩玄》目前国内所见版本有：明成化二十一年（1485）山阳沈纯刻本（图1~图3）、明万历二十九年（1601）《古今医统正脉全书》本（图4）、清光绪十七年（1891）《周氏医学丛书本》本、清光绪二十年甲午（1894）刻本、清光绪庚子（1900）《丹溪全书》本、清文奎堂丹溪心法附余六种刻本、1931年上海中医书局石印本等。

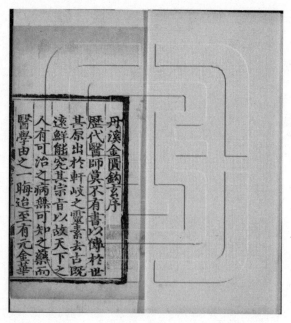

图1　明成化二十一年（1485）山阳沈纯刻本1

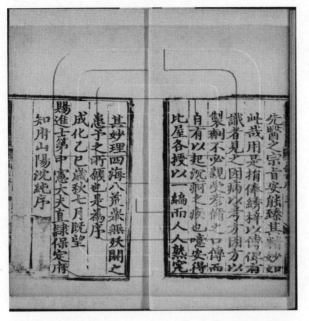

图2　明成化二十一年（1485）山阳沈纯刻本2

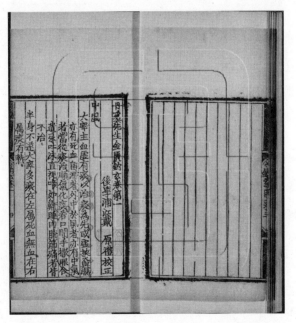

图3　明成化二十一年（1485）山阳沈纯刻本3

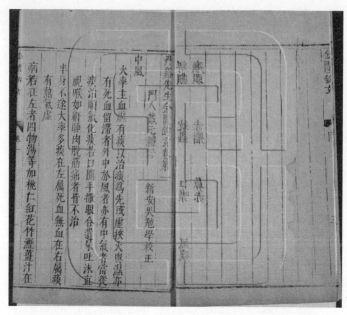

图4　明万历二十九年（1601）《古今医统正脉全书》本

从本书的内容来看，其论病大旨不出气血、痰郁，与丹溪的学术思想是一致的；从体例来看，每病症下简明地阐述病因病机、方药运用，似属丹溪授徒之语，而文中的"戴曰"是对正文进行提示归纳而起到"补注"的作用；从文辞来看，其言辞简练，类似"语录"，很像门人在老师授课或侍诊时随手记录，故有许多病症的残缺不全。所以我们认为，《丹溪先生金匮钩玄》与戴氏同门师兄弟赵良仁所著《丹溪药要或问》一样，是戴原礼师从朱丹溪的"跟师笔记"，乃戴氏将丹溪临床经验总结、分析和发挥后"编撰"而成。

## 四、主要学术思想及临证特色

### 1. 提倡审因论治方法

《丹溪先生金匮钩玄》所载的病症基本上都是采用审因论治

的方法，除"五疸"中提出"不必分五，同是湿热"之外，其余都是先进行病因分类，然后再阐述治疗方药。如"呕吐"一证，丹溪对朱奉议（朱肱）、刘河间等其他医家只执一端的方法提出了批评，认为有"痰膈中焦""气逆""寒气郁于胃口""胃中有痰有热"等病因，可谓辨证周详。再如"翻胃"，认为病因"大约有四：血虚、气虚、有热、有痰"，故治法"痰用二陈汤为主……有气滞结者，通气之药皆可用也……气虚，四君子汤为主；血虚，四物汤为主"，充分体现了丹溪审因论治的观点。最值得一提的是丹溪根据痰的成因、痰病性质以及痰在人体不同部位而辨治，即湿痰宜燥湿化痰；热痰宜清化热痰；寒痰宜温阳化痰；风痰宜息风化痰，如中风息风祛痰；燥伤肺阴而成痰宜润燥化痰；食滞不化的食积痰宜消食化痰；痰阻经络宜通络化痰；痰热蒙蔽心窍，宜清热涤痰开窍；气郁不畅而成的郁痰，宜理气解郁化痰；痰凝结成核，宜软坚消痰；老痰、顽痰宜攻下劫痰；内伤久病气虚之痰病宜补气化痰；膈上痰病，痰涎壅盛，体质尚实者，宜涌吐痰涎；脾虚湿困因而生痰者，宜健脾化痰；痰瘀互结者，通络活血化痰。堪称治痰高手，给后人以深刻启发，为临床提供了借鉴和研究思路。

## 2. 弘扬"气血痰郁"学说

　　丹溪对杂病的治疗颇有心得，故有"杂病用丹溪""杂病规朱彦修"之说。他对杂病的治疗主要从"气、血、痰、郁"四个方面着手，并创立了"气血痰郁"学说（又称"四伤"学说）。他认为"气血冲和，万病不生，一有怫郁，诸病生焉"，并以此指导临床杂病的治疗，这在本书中得到充分反映。《丹溪先生金匮钩玄》专立六郁和痰门，并有针对性地处方遣药。据统计，书中所载病证共 137 门，以痰为病机的有 59 门，以气血虚为病机的有 79 门，其中应用二陈汤、四物汤加减者更多，说明丹溪以气、血、痰、郁的辨证观。如在"咳嗽"中，丹溪认为气、血、痰、郁在其发生发展中相互影响，故治疗主张审因论治，对风寒用"行痰开腠理"，火用"降火、清金、化痰"，劳以"补阴为主"，食积用半夏、南星、瓜蒌、萝卜子等，火郁在中"以苦梗开之"，下用"补阴降火"等。此外，丹溪治疗气血痰郁所创制越鞠丸（苍术、香附、川芎、神曲、炒栀子）功能行气解郁，适用于气、血、痰、火、湿、食等郁结而致的胸膈痞闷，或脘腹胀痛，嘈杂吐酸，饮食不化，嗳气呕吐等症，在当今临床上仍广为应用。戴氏在本书补注时也充分发挥了丹溪气血痰郁学说。他说："郁者，结聚而不得发越也。当升者不得升，当降者不得降，当变化者不得变化也。此为传化失常，六郁之病见矣。"明确指出郁证的关键为"传化失常"，即由传化失常而产生六郁之病。如"气郁者，胸胁痛，脉沉涩；湿郁者，周身走痛，或关节痛，遇阴寒则发，脉沉细；痰郁者，动则即喘，寸口脉沉滑；热郁者，瞀闷，小便赤，脉沉数；血郁者，四肢无力，能食，便红，脉沉；食郁者，嗳酸，腹饱不能食，人迎脉平和，气口脉紧盛者是也"。进一步阐发了"六郁"之病的证候。更值得一提的是，戴氏在继承丹溪学术的基础上，又吸收了李东垣"内伤脾胃，百病由生"的观点，把气血痰郁病证与脾胃的升降功能密切联系起来。他认为丹溪所制越鞠丸作用机制在于升降消导，因此只能用于"病而未深者"，治疗气血痰郁病证尚需根据病位的深浅辨证施治，颇具新意，对后世启发较大。

### 3. 扩大火热证治范畴

丹溪的主要学术思想是创立了"阳常有余，阴常不足"及"湿热相火"为病的理论，在《格致余论》《局方发挥》等书中均已阐述，但缺乏临床印证，本书恰好弥补了这一缺陷。丹溪将"阳常有余，阴常不足"及"湿热相火"为病这一学说思想贯穿书中。如治疗"消渴"，他根据消渴相火妄动、津血亏虚的发病机理，将消渴之治法总结为养肺阴、降相火、生津血，明确指出消渴要分"上、中、下"证治疗，其治消渴之专剂，从泻火生津益血立法。方中黄连泻心火，生地汁滋肾水，藕汁益胃养阴，天花粉生津止渴，人乳补血润燥。全方体现了救津疗法的运用，对后世温病治疗不无启迪意义。其他如谓："凡气有余便是火。火急甚重者，必缓之，生甘草兼泻兼缓，人参、白术亦可。人壮气实、火盛颠狂者，可用正治，或硝水冰水饮之。人虚，火盛狂者，可用生姜汤与之，若投以冰水正治，立死。有补阴即火自降者，炒黄柏、地黄之类。""火郁当发，看何经。轻者可降，重则从其性升之。实火可泻，小便降火极速。"故他在论治杂病时每多从火热立论，如嗳气、吞酸、嘈杂等均属"火动"，黄疸、痛风等同为"湿热"，中风、头痛、头眩等皆是"痰火"，凡此种种，不胜枚举，说明火热为患的广泛性和重要性。为此，在本书附录中，戴氏专立篇章来讨论此事。戴氏从其师丹溪"阳常有余，阴常不足"的观点出发，认为"气化火，血易亏"。如说"捍卫冲和不息之谓气，扰乱妄动变常之谓火"，说明正常的气可以化生万物，变则为火，可以败乱生机，即所谓"火之为病，其害甚大，其变甚速，其势甚彰，其死甚暴"，突出了火的危害性。而"人在气交之中，多动少静"，故阳气最易滋长，阴血最易被耗。若阴血既亏，复受阳扰，实为百病变生之所由。从而提出了"阳易亢、阴易亏"的论点，扩大了治疗火热证的范围。这是在继承丹溪学说的基础上，结合刘河间"五志过极化火"、李东垣"火与元气不两立"等学说，独抒己见所得，多为后世所宗。

### 4. 创立中风瘀痰学说

有关中风论治，唐宋以前多宗《金匮要略》，认为是风邪外袭，经脉痹阻而致半身不遂，以邪中深浅，病情轻重而分为中经中络、中脏中腑，治疗上多采用疏风祛邪，扶助正气的方药，即所谓"外风学说"。到了金元时期，刘完素提出"将息失宜而心火暴甚，肾水虚衰而不能制之，则阴虚阳实而热气怫郁，心神昏冒，筋骨不用而卒倒无知也"，李东垣认为中风是因为年老体弱，脾胃气虚，运化失常，积损而成，"故中风者非外来之风，乃本气病也"。虽然他们以"内风"立论，但却未完全摆脱中风"外风"论的羁绊，"犹用风药，佐以泻火之剂，以开郁结，散其风热"。朱丹溪则吸取了诸家之长，并结合自己的临床经验，认为中风："大率主血虚有痰，以治痰为先。或虚挟火与湿，亦有死血留滞者，外中于风者，亦有中气者，当从痰治，顺气化痰。"同时还根据半身不遂的情况，选用不同的方药论治："在左属死血、无血；在右属痰、有热、气虚。在左者，四物汤等加桃仁、红花、竹沥、姜汁；在右者，二陈汤、四君子等加竹沥、姜汁。"或化痰，或祛瘀，其创立的中风瘀痰学说，为当今中风从痰瘀论治奠定了基础。

### 5. 治疗重视辨识体质

丹溪除强调审因论治外，还非常重视体质辨识。书中每多见他从体质角度来探讨治疗用药，并首次提出"肥人痰多，瘦人火多"的观点。如"肥白人多湿，少用附子、乌头行经"（《中风》）；"肥人嘈杂，二陈汤加抚芎，用苍术、白术、炒栀子"（《嘈杂》）；"肥白人必多痰，以二陈汤去其热"（《浊》）；"瘦人多是血少，肥人属痰，寻常者多是痰"（《怔忡》）；"肥人加痰药"（《脚气》）等。肥胖之人以痰湿体质为主要特征，痰湿是津液运化过程中所产生的病理产物，其停留的部位变动不拘，且停留日久易阻塞难化，气机运行不畅，可导致多种疾病的发生。

以不孕证为例，肥胖妇女的痰湿可留伏于胞宫，即本书所谓"痰多，占住血海地位，因而下多者，目必渐昏，肥人如此"，常导致不孕的发生。目前临床上对不孕症妇人检查时发现，肥胖妇女常有输卵管不通。近年来国内外女性肥胖率大幅度增高，肥胖不仅能够导致内分泌改变，也是引起多囊卵巢综合征、高雄激素和代谢异常不孕的关键因素。有研究表明，肥胖妇女的不孕发生率是非肥胖者的 4 倍以上，主要原因在于排卵障碍，表现为无排卵、排卵延迟或稀发，继而导致不孕。

### 6. 辩论滞下病因病机

滞下即痢疾，世医均以痢下赤白而分寒热，妄用兜涩燥剂止之。有的人认为滞下的病机是积滞而用巴硇丸药攻之，还有的认为病机为湿热而用淡渗之剂利之，戴氏认为这都是偏误。他根据刘河间在《素问玄机原病式》中反复陈喻"赤白同于一理"的观点，指出："果肠胃积滞不行，法当辛苦寒凉药，推陈致新，荡涤而去，不宜巴硇毒热下之。否则，郁结转甚，而病变危者有之矣。若泻痢不分两证，混言湿热，不利小便，非其治也。夫泄者，水谷湿之象；滞下者，垢瘀之物，同于湿热而成。治分两歧，而药亦异。若淡渗之剂，功能散利水道，浊流得快，使泄自止。此有无之形，岂可与滞下混同论治而用导滞行积可乎？其下痢出于大肠传送之道，了不干于肾气。所下有形之物，或如鱼脑，或下如豆汁，或便白脓，或下纯血，或赤或白，或赤白相杂，若此者，岂可与泻混同论治而用淡渗利之可乎？"他认为，滞下的病因病机是"皆由肠胃日受饮食之积，余不尽行，留滞于内，湿蒸热瘀，郁结日深，伏而不作；时逢炎暑大行，相火司令，又调摄失宜，复感酷热之毒，至秋阳气始收，火气下降，蒸发蓄积，而滞下之证作矣。以其积滞之下行，故名之曰滞下"。明确提出滞下的病机是"湿热瘀积"，至于泻下有赤白之分，亦是其"干于血分则赤，干于气分则白，赤白兼下，气血俱受邪矣"。因此，在治疗上因"通作湿热治，但分新旧"。时至今日，这一观点仍具有临床指导意义。

# 方剂索引

# 《浙派中医丛书》总书目

## 原著系列

格致余论      规定药品考正·经验随录方

局方发挥      增订伪药条辨

本草衍义补遗      三因极一病证方论

丹溪先生金匮钩玄      察病指南

推求师意      读素问钞

金匮方论衍义      诊家枢要

温热经纬      本草纲目拾遗

随息居重订霍乱论      针灸资生经

王氏医案·王氏医案续编·王氏医案三编      针灸聚英

随息居饮食谱      针灸大成

时病论      灸法秘传

医家四要      宁坤秘笈

伤寒来苏全集      宋氏女科撮要

侣山堂类辩      宋氏女科·产后编

伤寒论集注      树蕙编

本草乘雅半偈      医级

本草崇原      医林新论·恭寿堂诊集

医学真传      医林口谱六治秘书

医贯      医灯续焰

邯郸遗稿      医学纲目

重订通俗伤寒论

## 专题系列

丹溪学派      伤寒学派

温病学派      针灸学派

钱塘医派      乌镇医派

温补学派      宁波宋氏妇科

绍派伤寒      姚梦兰中医内科

永嘉医派      曲溪湾潘氏中医外科

医经学派      乐清瞿氏眼科

本草学派      富阳张氏骨科

## 品牌系列

杨继洲针灸      王孟英

胡庆余堂      楼英中医药文化

方回春堂      朱丹溪中医药文化

浙八味      桐君传统中药文化